スピリチュアルケアと教会

SPIRITUAL CARE AND THE CHURCH

窪寺俊之

Kubotera Toshiyuki

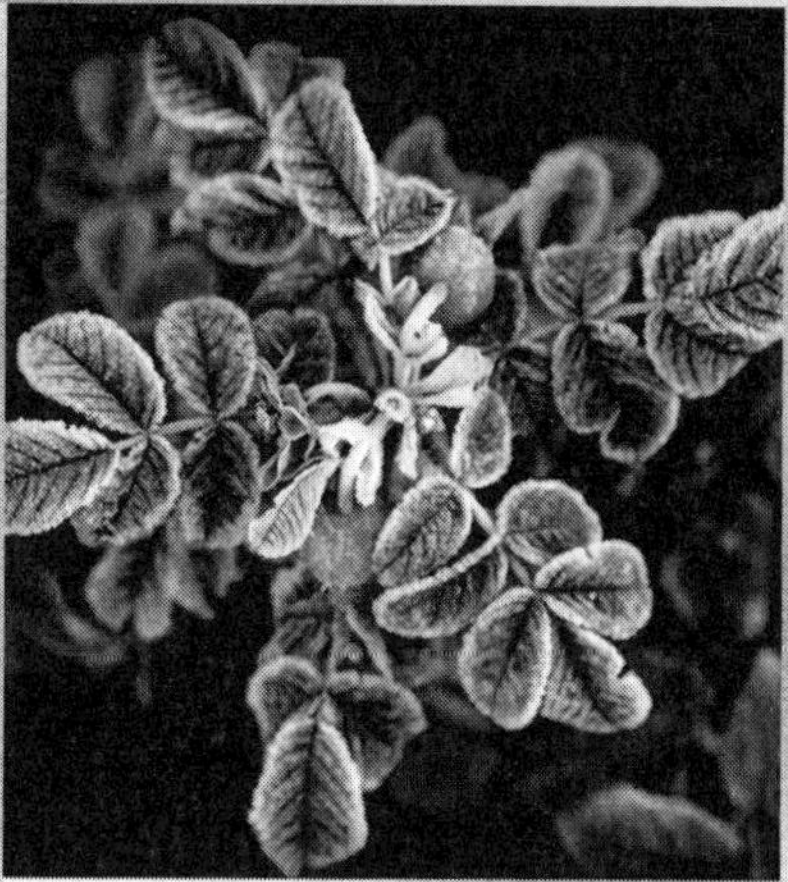

いのちのことば社

はじめに

本書は、二〇一九年九月十七、十八日にもたれた神戸改革派神学校での公開講演会でお話しした内容を編集したものです。校長吉田隆教授、袴田康裕教授、ステファン・ファン・デア・ヴァット教授から公開講座の講師として呼んでいただき、スピリチュアルケアのお話をいたしました。貴重な機会をいただいたことを先生方に心から感謝します。

五回の講演の内容は、「スピリチュアルケアの必要性」「スピリチュアルケアとは何か」「スピリチュアルケアの可能性」「スピリチュアルケアの実際」「スピリチュアルケアと教会」です。

近年、終末期医療ではスピリチュアルケアが話題となっています。なじみのない方もおられるかもしれませんが、不治の病をもつ方々のたましいの苦しみに寄り添って、患者さんとご家族を支えようとする働きです。教会の牧師も病院のチャプレンもキリストの福音をお伝えしたい願いは同じでも、置かれた土俵が違うため、対応の仕方が異なります。これから牧師となる神学生にはその役割について知っていただきたいと思い、お話をいたしました。

牧師は、神様から託された教会員をはじめ、だれに対して心を配り、病気になったと聞けば、何を置いても飛んで行き、ベッドで共に祈るものです。牧師が病む人の心を知り、病む人のそばで祈ることが大きな慰めや希望につながります。この本では、その際の牧師の病む人への寄り添い方や注意点にも触れています。また、牧師の精神的負担にも注目しています。病を負う人の寂しさや悔しさを深く知り、共に担うことのできる器になることを目指しています。

私が病院でチャプレンとしての経験していたことや、自分自身の人生で悩み苦しんだことなどをお話ししました。読者と共有できるものがあれば幸いです。

講演後、ディスカッションの時間をもちました。そのときのディスカッションの内容も掲載しています。神学生から私に率直な疑問や意見が投げかけられました。それについて参加者全員で考えることができ、非常に有意義な時になったと思います。信仰のこと、宣教のこと、福音やクリスチャンの使命のことなどを対話のテーブルの上に乗せて議論することができたことは非常に有益でした。

神学校では自分の教派の信仰の神学を学びます。それは信仰の基盤となることで非常に重要なことです。それと同じくらいに「神学する」という作業が非常に大事になっています。今回、教会での宣教と病院での牧会の役割の違いなどについても対話する機会となりました。現場に出て必要なのは、学んできた知識を土台として、自分の信仰と想像力を働かせて考えることであると思います。参加者と一緒に考えることができたことは大きな恵みでした。

対話の中で、私の説明の足りないところを吉田先生、袴田先生、ヴァット先生、神学校の講師の橋谷英徳先生が補ってくださいました。分かち合いを通じて私自身が癒される経験をいたしました。神学生を思う先生方の温かいご配慮を見せていただけたことを心から感謝しています。

講演録音やディスカッションを原稿に起こして、細かい編集を引き受けてくださったいのちのことば社の長沢俊夫様とスタッフの方々に心からの感謝を申し上げます。最初に、講演を本にしてみてはどうかとお誘いくださったので、この本ができました。

この本が病む人や困難の中にある方々へのケアを考える材料になることを期待していま

す。読者の方のご意見などをお聞かせいただければ幸いです。

二〇二〇年十二月

窪寺俊之

目次

第1章　スピリチュアルケアの必要性

きょうは「病む人のたましいへのケア、スピリチュアルケアの本質と実際」というテーマが与えられています。皆さんと一緒にこのテーマについて考えてみたいと思っています。特に神学生の方々にご協力いただきたく願っています。私が、話し合いの話題を提供し、それについて皆さんとともに考えを深めたいと思います。というのは、今回与えられているテーマである「病む人のたましいへのケア」について、だれ一人として正解をもっている者がいないからです。皆で考えを出し合い、自分に何ができるのかを探していきましょう。私が申し上げることを、絶対的に正しいとか、そのとおりだと言って、そこで止まらないでください。私のお話を一つの材料として、自分はこれについてどう考えるのか、あるいは自分だったらどうするのかを考えていただきたいのです。

現代社会が抱えている課題は無数にあります。その中に教会は置かれています。教会はいま問われている存在です。つまり、現代人が抱えている問題に教会はどう答えるのか、それはとりもなおさず、現代が抱えている問題に私自身がキリスト者として、どう関わり、生きるかが問われているのです。現代社会は私たちに安易な答えを求めてはいません。自分たちの心に訴えるもの、自分たちにとって救いとなるもの、それを人々は教会に求めています。そうであれば、私たちは、教会に、また自分に何ができるのか、どう関われるのかを真剣に考えなければならないでしょう。

そういうわけで、これから皆さんと一緒にこれからの時間を共有しながら、神様に与えられた尊い機会として生かしていきたいと思います。どうぞ宜しくお願いいたします。

1　現代医療の問題

日本赤十字社医療センター化学療法科の部長で里見清一という方がおられます。東京大学医学部を出て、国立がん研究センター中央病院などを経て、現在は化学療法の専門家です。その方が『週刊新潮』に「医の中の蛙」という記事をお書きになりました（二〇一九年六月六日号）。自身の経験から、自分が抱えている課題について書いておられます。その中の一部をお読みします。

「私は若い頃、他の大学に出向させられた。そこの医局は教授の権威が絶対で、自由な雰囲気の医局で人格の権化のようなO教授の下で育った私は戸惑うばかりだった。そのカンファレンスで『目覚めないことを前提にずっと眠らせる、というのは、この時点で殺してしまうのと何が違うんですかね』とポロッと言ってしまい、教授に『お前は何ということを言うか！』と怒鳴られた。しかしこれはそれほど『答』が明白な問題ではないと、今でも思う。」

現代の医療でも癌の疼痛をコントロールできない患者さんがおられます。癌の専門の医師たちに聞くと、疼痛の九〇%はコントロールできるけれども、残りの一〇%くらいは難しいということです。私が出会った患者さんたちの中にも、痛みに苦しんでいた人がいました。脊椎のところに癌ができていて、それが神経を圧迫していたのです。その腫瘍は外科的な手術が不可能だということでした。そうすると、その方は痛みと闘い続けなければなりません。激しい痛みのために、ときに人は、「早く死にたい。この痛みから早く解放されたい。殺してくれ」と叫びます。そうした状況の中にある患者さんに、現代の医療は、「セデイション」(sedation)という方法を用います。セデイションとは、痛みを和らげるために麻酔薬を投与することです。それをすると、どうしても意識が下がってきます。痛みをある程度コントロールできても、意識が下がってしまうのです。そんなとき、医療者は非常に苦しみます。これでいいのかと思い悩みます。「人は、本人が自分の意見や感情を表現できて人間なのではないか。けれども、意識レベルを下げてしまうと、痛みはなくなったとしても、それで人間として存在し生きていると言えるのだろうか」と。そのように医療者は苦しむのです。

そうしたときに里見先生は、「目覚めないことを前提にずっと眠らせる、というのは、この時点で殺してしまうのと何が違うんですかね」と言います。すると、教授が非常に怒るわけです。「お前は何ということを言うか！」と。里見先生がこの状態では人間でなくなってしまうのではないかと疑問を投げかけますが、教授は「お前は何ということを言うか！」と怒るのです。そういう状況が一つです。

さらに里見医師はこう記しておられます。

「5年ほど前に診たGさんは肺癌と間質性肺炎を合併した50代女性で（以下、臨床情報は変更されています）、治療の副作用もあって間質性肺炎の方も急激に悪化した。この病気は、安静時では身体の中の酸素はそれなりに保たれるが、少し動くと途端に低下する。酸素を吸入していても、例えばトイレに行くだけで非常に苦しくなる。それでも、やはり排泄を他人に委ねるのには抵抗があるGさんは、歩いてトイレに行き、そのたびに『こんなに苦しいなら、死んだ方がいい』と零していた。家族は献身的にGさんの世話をされ、Gさんは家族の顔を見ると嬉しそうな表情をしていたが、『家族に負担をかけるのは苦痛』ということで、『死なせてほしい』と言ってきた。」

医療者にとって非常につらいところです。医療に限界があるからです。それでも、その限界の中で患者さんを診なければいけません。そういう立場に医療者は立たされているわけです。この文章の後に、こうあります。

「生きている意味がない。朝、鎮静が切れて目が覚めると、心底ガッカリする、とまで言い切った。」

生きて目が覚めたこと自体がもうつらい、というのです。癌の非常につらい状況を表しています。そしてこう書かれています。

「Gさんが多少鬱状態になっている可能性はあったが、こうまではっきりした意思表示を、抗鬱剤のような薬剤で『調整』してしまっていいものか、疑問である。」

癌の患者さんは精神的に非常に落ち込みます。そのときに、だいたいは精神科医を呼び、「この患者さんが今ちょっと鬱状態なので、薬を出してもらえませんか」と言って、抗鬱剤をお願いします。これで本当に良いのか、もっとほかに解決方法はないのか、と医療者は考えます。「医療がどこかでその人をかえってひどい鬱状況に陥らせているのかもしれない。では、どうしたらよいのか」と迷うわけです。

「ご主人は毎日病室に詰めて、『君が生きていてくれることが何より大事だ』とおっしゃる。私も、もしGさんのご主人がこの病気で、Gさんが世話をする立場であれば、同じようにご主人に生きていてほしいと思うのではないか、とも聞くのだが、それはそうで、頭では分かっているのだが、でも生きていく気にはなれないと答える。私とのやりとりをそばで聞いていて、ご主人は悲しそうな顔をし、息子さんは『そんなこと言うなよ』と涙を拭っていた。」

こうした状況の中で癌の患者さんたちは生きるのです。

「話はGさんに戻る。Gさんは毎日、『どうして死なせてくれないのだ、自分を目覚めさせるのだ』と私を責めた。『先生、こんなになっても、それでも生きていなければならないの』。『生きていなければいけないのか、と聞かれたら、そうだ、生きていかなければいけない、と答えなければいけないでしょう』と私は応えた。」

患者さんから、「こんなにつらいから、早く死なせてほしい。こんな状況でも私は生きていなければならないんですか」と問われた里見先生は、そう言わざるをえないでしょう、と返しました。私はほかの答えをもっていない、だからあなたに答えるとすれば、あなたは生きていかなければならないでしょう、と応えるというのです。それでも、この先生は、これが答えになると思わないことをご自分でも理解しているのです。

「『何のために、かと言えば、ご家族のために、ですということになる』。私のこの答は答になっていない。」

この場合どういう答えをするのでしょうか。もし家族がいないなら、その人の生きている意味がないので、そういう時は死なせてあげてよいのでしょうか。最後のところに、こう書かれています。

「人には、死ぬ権利はあるのか。周りの人の思いは、その権利に優先するのか。」

家族がお母さんに生きていてほしい、お母さんは一人しかいないから、と言った場合に、その方は苦しみの中で生きていかなくてはいけないのでしょうか。医学的にはどんなことをやってみても痛みが取れない場合、いったいどうなのでしょうか。

「そうだとしたら、畢竟、人は他人のために生きる存在なのだろうか。テクニカルに『死なせること』ができる医者は、いつその手段を用いる（用いてよい）のだろうか。」

里見先生は悩んでおられます。ここに、現代の医療がもっている一つの弱点があります。現代の医療の目的は何かというと、それは病気を治療するということです。これが絶対的目的です。「治療中心」なのです。現在、日本の医療は高度に発展して、非常に素晴らしいものだと思います。病気の治療が中心ですから、医療者が中心となります。ドクターやナースが中心となります。そして、どこで治療をするかというと、病院です。「病院中心」となります。病院では病気を治療し、病人を管理します。「治療中心」、「医療者中心」、「病院中心」が現代の医療の理念です。このモデルが、今の医療現場でなされています。そして、日本の医療は世界的にも非常にレベルが高いわけです。

私はインドのコルカタに行ったことがあります。マザー・テレサの「死を待つ人々の家」を訪ねました。インドに行って驚いたのは、きわめて貧しいということです。この会場にも、インドの悲惨な状況をご存じの方がいると思います。私も行って、貧しさのひどさに本当に驚きました。帰国して三か月くらいは立ち上がれないようなショックを受けました。言語に絶するほどの貧しさなのです。人口は十億くらいだそうですが、そのうちの三億人が路上生活者だそうです。日本の人口は一億余りですが、その約三倍の人たちが、極貧の状況の中に置かれているわけです。ダンボールを敷いて、そこで子育てをし、そこで体を洗ったり食べ物を作ったりしている人が三億もいるのです。自分があの立場にいたら、どんなにつらいだろうかと思います。あの人々のことを思うと、胸がしめつけられます。

それに比べて、日本の医療レベルはきわめて高いのです。そんな医療を受けられるのは非常に幸いなことです。そして、みんなが医療被保険者証を持っています。これがあれば、だれでも三割、二割、一割の負担で高度な医療が受けられます。MRIやCTスキャンなども。アメリカでは、お金のない人はこうした高度の医療を受けられません。けれども、日本ではだれでも受けられる制度になっています。その意味で日本の医療制度は世界に誇れる素晴らしいものであると思います。

ところが、この日本の医療制度に欠けているものがあります。このモデルに何が不足しているのでしょうか。モデル自身はとても良い制度でありながら、病人が中心にいないのです。「治療中心」、「医療者中心」、「病院中心」というモデルでは、「病人」は中心となっていません。このモデルは、「疾患」を治すことでは非常にすぐれていますが、「病を負っている人間」に関心が向いていないのです。

人は病気になると、不安になります。死を恐れます。また、なぜ自分はこんな病気になってしまったのかという不条理感をもちます。患者さんの多くは、看護師さんやお医者さんに上から目線で見られていると感じます。会社の社長さんでも、入院したら、一人の患者です。治してもらうために入院すれば、みんな患者になります。そして、その人のプライドが傷つくことが多くあり、今日の医療制度は、患者の生き方、歩んできた歴史、生き方の価値観などには無関心です。「それは個人の問題ですから、自分で解決してください」と言うのです。

ところが次第に問題が出てきました。癌の患者さんが増えてきたからです。生涯で二人に一人は癌にかかると言われています。三人に一人は癌で亡くなるといいます。だいたい年間二十五万人が癌で亡くなっています。そして、多くの人たちは病院で亡くなります。そうすると、どういうことが起きるでしょうか。忙しそうにした年齢の若い医師が来て、「きょうはどうですか。熱は下がりましたか。おしっこは出ましたか。食べられますか」と聞いて、すぐに帰って行きます。それで傷つく患者さんもいます。あたかも物のように扱われているように感じるからです。その患者さんの人格や、歩んできた人生に対する配慮がないからです。今日の医療では、病気の治療が目的で、患者さんの心への配慮に十分な時間や配慮がなされていないのです。だれでも人間として扱われたい、人間として死を迎えたいと願います。けれども、現在の医療システムはそれには応えるようになっていません。だから非常に問題なのです。

それでは、どうしたら良いのでしょうか。先述した里見先生が問題にしておられたのは、そういうテーマだと思います。このようなテーマは、医師たちだけでなく、私たちにも問われているのではないでしょうか。医療はどうあるべきなのでしょうか。

もちろん、医療の目的が、治療することであることは言うまでもありません。マザー・

テレサのいたインドでは、本来治る人が亡くなっていっています。医療が十分でないからです。食べるのが十分でないからです。そのため感染症が蔓延しています。昔の日本もそうでした。私が子どものころは、戦後すぐで、物乞いをしている人があちこちにいました。食べるものがなくて、栄養失調の人がたくさんいました。

私は一度アフリカのガーナに行ったことがありますが、非常に貧しくて、そのあり様にびっくりしました。そうしたところと比べると、医療が進んでいる日本のありがたさを思います。それでも、病んでいる人たちが人間として十分に扱われているかというと、現代の医療には問題があると言わざるをえないのです。

2　ケア中心医療、緩和医療の誕生

では、私たち自身はどんな医療を受けたいと思っているでしょうか。いまお話ししてきたのは「治療中心」の医療ですが、もう一つの医療が生まれてきました。治療中心の医療に対して「ケア中心」の医療、「緩和中心」の医療です。どこが違うのでしょうか。治療のことを英語で「キュア」(cure)といいます。これは「治す」という意味です。それに対して「ケア」(care)、これは「世話をする」という意味です。

現代の医療では癌治療に主として三つの方法があります。これを標準的医療（スタンダードの医療）といいます。一つは、癌が見つかったら手術をして除去するという方法です。二番目は抗がん剤を使うという方法です。三番目は放射線療法です。

ところが、どれをやってみても、治らない、転移が見られ、すでに完治できない状態であることがあります。たとえば、肺癌になり、それが脳に転移するということがあります。私の兄がそうでした。昨年九月ごろ、「肺に癌が見つかった」と電話がありました。本人が電話してきました。大変だなと思いました。その癌が脳のほうにも転移していると聞いて、事の重大さを直感しました。私も兄と一緒に病院へ行きましたが、担当医が病状を説明してくれました。最初からもうだめだ、という感じでした。主治医は「積極的治療はできない」と言いました。肺と脳に転移していて、両方の手術ができないからです。

いま述べましたように、現代の癌の治療方法は、手術、抗がん剤、放射線療法の三つです。あと代替医療で、漢方薬を使うとか、温熱療法などがあります。三浦綾子さんはミルク療法をしておられました。いろいろな方法が考えられているわけです。でも、それらに、現代医療のような結果は明確には出ていないようです。それで、やはり現代医療に頼ることになります。

そして、その現代医療で治らないとなって、死が迫ってくるときに、緩和医療に変えるというオプションが出てきます。治療が難しいのに、抗がん剤をどんどん打っていくと、人間としての機能も失われていくことがあります。治療中心の医療を受けて、痩せ衰え、足も手も細くなっていきます。治療を進めていくために、検査をしなくてはなりません。痩せ衰えて細くなっている血管にさらに注射針を刺し、血を抜いて検査をします。腕は内出血して真っ青になっています。そして、身体が痛くても、レントゲンを撮らなくてはいけませんし、身体を少し動かすだけでも痛みが走ります。そばで見ていても、これでいいのかと思います。病気を治すために、痛みを我慢しなくてはならないといいます。しかし病気は完治しないのです。

このような治療中心の医療に対して、緩和医療、ケア中心の医療が生まれてきました。つらい治療を一旦やめて、痛みを緩和し、患者さんの生活の質（ＱＯＬ）を高め、支える医療です。

病気そのものにはもうタッチしません。病気（疾患）ではなく、患者さん（病人）を支える医療です。そのようにしたら、早く死んでしまうのではないか、と思われるかもしれません。病気を診ないといっても、治療を優先しないのであって、生命維持に努め、痛みを緩和して、患者さんの悩みや苦しみを聴きます。積極的な治療をやめることで、どういうことが起こるでしょうか。新聞が読めるようになります。電話でお話しすることができるようになります。患者さんは、もう治ったのではないか、と思ったりします。しかし実際は癌が治ったのではなく、薬の副作用がなくなっただけです。

このような緩和医療は医療を大きく変える契機となりました。もう五〜六年前のことですが、評論家の柳田邦男さんが、緩和医療ができたことで日本の医療が変わってきたとおっしゃいました。ケアという考え方が入ってきて、医療全体が、患者さん中心の医療になり、人間として生きることを支える医療に変わってきたということです。これはとてもありがたいことです。

それで最近は、病院に行くと、若いお医者さんも親切でしょう。昔のお医者さんは威張っていました。私は子どものころ結核になり、死にそうになったことがあります。医師は、「あなたにやってあげている」という態度でした。そんなお医者さんのところへ行って、「私、熱が出て、風邪だと思います」などと言うと、「なんであなたは風邪だとわかるんですか。それを決めるのは私ですよ」と言われました。でも今のお医者さんたちは患者さんの話を聴こうとします。その理由は、患者さんを人間と見るように変わったからです。人間として生きることを支えるのが、医療の役割となってきたからです。患者さんが人間として生きることに医療は奉仕するという考え方になってきたからです。

そして、心やたましいに医療が関わるようになってきました。患者さんの不安、恐れや悲しみに、医療が関わろうとしてきています。身体だけでなく、たましいの問題にも関わろうとしてきているのです。患者さん本人を支えようとする考え方です。

ホスピスの理念は、先にも触れたQuality of Life（QOL）、すなわち「生活の質」を高めよう、というものです。以前の治療中心の医療とは全く異なるものです。病院の建物自体も違います。静かで、広々として、ゆっくりした雰囲気です。淀川キリスト教病院のホスピスもそうです。そうした雰囲気の中で、人生の最後を過ごしていただこうというのが、ホスピスの理念です。私がもし終末期の癌患者でしたら、もちろんホスピスへ行きます。そこで緩和医療を受けます。終末期とは、だいたい余命が三か月から六か月くらいのことをいいます。身体中に癌が転移している状態です。現代の医療では治せない状態です。手術では、転移した病巣を全部取り切れません。それゆえ終末期になったら、私はホスピス医療を受けようと思います。そして自分の最期を有意義に過ごしたいと思います。

3　ホスピスでの四つのケア

シシリー・ソンダースさんが一九六八年に世界で初めてホスピスを英国に創設しました。セント・クリストファー・ホスピスといいます。私もうかがいましたが、非常に素晴らしいところでした。この会場にもホスピスを実際にご覧になった方がいるかもしれませんが、淀川キリスト教病院でもホスピスの病床数が二七あります。ベッド数はそれほど多くありません。ほとんどが個室です。非常にゆったりとして、きれいな部屋です。最期は家族で見送りたい、という考えに基づいているので、だいたい個室になっています。

ところが、セント・クリストファー・ホスピスはそうではありません。大勢の患者さんが一つの大きな病室に一緒にいるのです。カーテンで仕切られているくらいです。理念が違うのです。セント・クリストファー・ホスピスでは、人が亡くなるときに医療者がどんなふうに看取るかということを、これから死を迎えようとする人に見てもらえるようにつくられているのです。自分はこんなケアを受けられるのかと安心してもらうために、あえてシシリー・ソンダース医師はそうしたホスピスをつくったのです。患者さんからすれば、あのようにして自分も死を迎えられるとわかったならば、安心するでしょう。ホスピスは、安心して、残された生命を生き、最後までみんなの中で生きることができるようになっています。

それから、セント・クリストファー・ホスピスの非常に大きな特徴として、霊的なケアをとても大切にしていることです。ホスピスの中心となるケアは四つです。一番目は身体的な苦痛の緩和です。二番目は精神的な苦痛の緩和です。三番目は社会的な苦痛の緩和です。四番目は霊的（スピリチュアル）な苦痛の緩和です。ホスピス・緩和医療に関するどの教科書にも、そのように書かれています。

一番目の身体的な苦痛とは疼痛です。本当に痛みが強い。慢性的な痛みで、モルヒネによらなければ取れない痛みです。この疼痛をコントロールします。現代の医学は疼痛の九〇％の緩和を可能にしました。医療の素晴らしい進歩です。

二番目は精神的な苦痛です。たとえば、抗がん剤を使うことで、髪の毛がポロッと抜け落ちます。お見舞いに行った方ならご存じのように、枕もとに髪の毛がいっぱい散っています。私はこんなに頭が薄くて、あまり毛がありませんが、引っ張っても抜けません。けれども、癌の患者さんは引っ張れば、ボソーッと抜けます。そのため、多くの患者さんが帽子をかぶっています。

あるとき私は、ある患者さんのお部屋を訪問しました。看護師さんがやって来て、「Rさん、Sさんという方がお見舞いに来てくださいました。どうしますか」と尋ねました。その患者さんはちょっと考えて、どうしようかなという感じでした。最終的には「会いたくない」と言われました。私はそれを聞いて、「どうしてですか」と尋ねてみました。その方は「こんな身体で会いたくありません。もうちょっと元気になってから会いたいのです」とお答えになりました。この方はこれ以上に良い状態になるとは考えられませんでした。それで私は、「せっかく来てくださったのだから、少しだけでもお会いになったらどうでしょうか」と言いました。すると、少し考えて言われました。「だったら、ちょっとだけ会いましょう。」　癌の患者さんの多くは、自分の身体が痩せ衰え、髪の毛がなくなっている状態で人に会いたくないのです。

そうすると、どういうことが起きるのでしょうか。社会から取り残されて、ひとりぼっちになったと感じます。これが三番目の社会的な苦痛です。社会から取り残されたと感じる苦しみを患者さんたちは抱いています。「ほかの人が羨ましいのです。健康な人が……。ここに来てくださる看護師さんはお元気でしょう。患者からすると、あんなによく働いて羨ましいのです」と言う方もおられました。人間は精神的な存在ですから、そう思います。会社の社長さんだった人、それなりのポジションをもった人たちがそれまでの立場を失います。普段は社員が社長のところへ相談に来て、「社長、どうしたらよいでしょうか」、「社長、ご判断をお願いします」、「社長、どうすればよいでしょうか」と言っています。病気になったときから、そういうことがなくなります。人から頼られることで、自分を支えているのです。それがなくなると、人は非常につらい思いをします。大学の先生もおられます。弁護士さんもおられます。そういう人たちは、いつも多くの人から相談を受けて、自らの存在を感じていました。けれども、いざ病気になると、社会の役割や地位がなくなり、肩書きのない「ただの人間」となってしまいます。その「ただの人間」が非常に難しいのです。私たちは「ただのこの人間で良い」と自分に言えるでしょうか。本当に難しいことだと思います。

四番目が霊的（スピリチュアル）な苦痛です。今回のテーマはこれです。牧師や宗教者である私たちが関わるところです。

身体的な苦痛の緩和は、医療者のするところです。精神的な苦痛、社会的な苦痛の緩和はカウンセラーやソーシャルワーカーなど、社会福祉に携わっている方が行います。この人たちは、病気になったり、高齢になって困ったりしたときに、国や地方自治体がどのように助けてくれるのか、つまり社会資源についていろいろな情報をもっています。区役所や市役所などへ行って、「こういうことで困っている」と相談すれば、「こういうところへ行ってみてはどうか」と教えてもくれます。一般の人が知らない状況をそこではもっていますす。医療者は身体のことはわかっていますが、生活を支える社会資源についてわかっているのは、ソーシャルワーカーです。この人たちに尋ねれば、よく教えてくれます。

そして、このスピリチュアルケアはチャプレンや宗教者が携わることです。どんなことでしょうか。先ほど触れましたが、里見先生の患者さんは、「もう肺がんが治らない。夫も優しくて、来てくれるけれども、迷惑をかけているという感じがする。迷惑をかけている自分に、何の生きる意味があるのか」と言いました。患者さんは生きる意味のことで悩んでいます。これはどういうことでしょうか。たとえば、死を前にした人、余命三か月の人、ただ家族の世話になっているだけのような人は、自分は家族の重荷になっているのではないかと悩むのです。生きる意味を見いだせないで、死にたいと言うのです。こうした人たちに、どのような助けの手を差し出せるのでしょうか。生きる意味がないのでしょうか。非常に難しい問題です。牧会の現場では、こういう方々がたくさんいます。そして、信者さんの中にも少なからずいます。このような問いにどう応えるのかが私たちに問われているのではないでしょうか。

4　スピリチュアルな痛みと向き合う

癌で今苦しんでいる人のところへ私たちが行きます。「先生、きょうは来てくださってありがとうございます。」　患者さんの顔をよく見ると、表情に明るさがなく、落ち込んでいるようです。「少しお話を聴かせてもらっていいですか」と言うと、「先生、私はこんな病気になって、まだ生きなくてはならないのでしょうか」と尋ねられました。その言葉から本当につらい状況にあるということが私の胸に刺さってきました。こんなときに、私たちは何と言えるでしょうか。「生きていてくださいよ。そんなことを言わないでくださいよ」と否定しようとするでしょうか。そう言われた患者さんは、「この牧師さんは私の気持ちがわかっていない」と思います。そんな簡単なことではなく、悩み苦しんでいる自分を受けとめてほしいと思っているのではないでしょうか。

私たちはこうしたときに、はたしてどうしたらよいでしょうか。非常に厳しいところに立たされます。最終的に私たちが問われているのです。私たちの信仰はどこにあるのか、と。私たちは、自分の信仰はどこにあるのかということを、人格を通して、自らの人生を通してその人に伝える必要があります。習ってきた知識だけをその人に語ったとしても伝わることはありません。

イエス様が重い皮膚病の人や、重篤な病の人たちに奇跡をなさった話が聖書にはたくさん出てきます。その人たちがイエス様に会ったときに見たものは、イエス様の覚悟ではなかったでしょうか。イエス様が病の人たちに語りかけ、伝えたものは、ご自身の内から出てくる「神が与えてくださった権威」と、イエス様の「覚悟」だったと思います。その「覚悟」を私たちがもてるかどうかが問われるように思うのです。どこまでも関わり続ける決心や使命感のようなものです。目の前にいる人への愛がなければ、覚悟も使命感も湧いてきません。その意味では、愛が基本的に必要だと言えるのかもしれません。

私はかつて淀川キリスト教病院のチャプレンでした。ですからあまり構えずに、「亡くなったら、どこへ行くと思いますか」とお聞きしました。死に直面した人にとっては、死後のいのちのことは大きな問題です。牧師という立場が、聞きやすさをもたらしているのでしょう。すると、「天国に行く」と言う人もいましたし、「わかりません」と答える人もいました。宗教をもっていない人は、どこへ行くかわからないのです。そんなとき、どうしたらよいのでしょうか。

いろいろな方法があると思います。信仰を強制すると、人は絶対にそれを受け入れません。「天国があるのですよ」と言ったとしても、耳で聞いたとしても、心には届かないのです。患者さんの生きる力になりません。心に届くものだけが、生きる力となる、と私は患者さんから教えられています。それで、どうするかというと、とにかくその人の話をじっくり聴くことです。患者さんは、いろいろなことをおっしゃいます。文句を言う。不平を言う。愚痴を言う。こちらにくってかかってくるような方もおられます。でも、患者さんの立場に立って、静かに、しっかりと耳を傾けます。「そうですか。言いたいことがいっぱいありますね。私はあなたの言いたいことを聴くために来ます。また聴かせてくださいね」と言います。そうすると、行くたびに愚痴や不満を言ってきます。そのうちに、「この人は、私が愚痴を言っても聴いてくれる人だ」と理解し、信頼してくださるようになります。そして、「先生、私は死んだらどこへ行くのでしょうか。つらいのです」と話してくださるようにもなります。本音で話してくださる時が来ます。自分の弱さや悩みやつらさを語ってくださるようになります。

私たちの中に、自分の人生を正しく歩んできたと誇れる人がいるでしょうか。私はいないと思います。私自身がそうできません。自分の人生が目の前に書いてあったとしたら、私はすぐにそこから逃げ出します。私は決して正しい人間ではありません。恥ずかしいこと、醜いことをたくさんしてきました。ですから自分の醜いところを知られたら、人の前にとても立てません。

ところが、死の間際に立つと、それまでの歩みが非常に大きな問題になってきます。走馬灯のように自分の人生が見えてくるのです。そして、死後のいのちや、罪責感に直面します。

罪責感というと、宗教的で、非常に強い言葉のように思われますが、後悔、悔い、反省ということです。そういったものを人はみなもっています。宗教をもっている、もっていないに関わらず、みんなもっています。クリスチャンでなくても、心の底では、自分はみんなの前に正しく立てると思っている人はいないでしょう。問題は、それを口に出して言えるかどうかです。口に出して言えるためには、信頼関係が必要です。人に話せると、心は解放されるのです。

ある女性が、事情があって自分の子どもを堕《お》ろさなければならず、その経験ゆえの罪責感がずっと心にありました。大阪市内の大きな病院で癌の治療をしていましたが、どうしても淀川キリスト教病院へ転院させてほしいとご主人に頼み、移って来られました。ホスピス病棟の看護師長が「夕べ入った人がチャプレンに会いたいとおっしゃっています」と言うので、私は病院に入って、すぐにホスピス病棟へ行きました。個室に入っておられました。ドアを叩いて入ると、その方は開口一番、「私は天国に行けるでしょうか」と言われたのです。私はすぐに、この人は教会に行ったことがあるのだろうと思いました。人は普通そんなことは言わないからです。それで、「教会に行ったことがおありですか」と尋ねると、「私は宣教師のお世話で洗礼を受けました」とお答えになりました。

その方は洗礼を受けたけれども、結婚した先が田舎の古いお家で、近くに教会がないこともあって、ずっと教会から離れていたそうです。そのため、教会生活はできませんでした。最初の赤ちゃんが生まれて、二番目の赤ちゃんがお腹にできたときに、何かの事情があって、堕ろさなければなりませんでした。公務員のご主人に相談しましたが、耳を傾けてくれず、その方はひとりぼっちとなり、結局、子どもを堕ろしたそうです。そのことがあって、「私は本当に天国に行けるのでしょうか」とおっしゃったようでした。私は「どうしてそう思われるのですか」と聞いてみました。すると、「私は自分の子どもを堕ろしたのです。人殺しなのです」と言って、ワーッと泣き出しました。その方にとって、死を前にしたときに、自分は本当に神の前に立てるかどうかが大きな問題となったわけです。子どもを堕ろしたことが深い悔いになっていたのでしょう。自分の身体は死んでなくなっても、それは仕方がないけれども、本当に神の前に立てるかが心を悩ませ、苦しかったのです。患者さんにとっては肉体的な死もつらかったと思いますが、たましいの痛みはもっと大きかったと言えるでしょう。

これはスピリチュアルな問題、スピリチュアルな痛みです。人はみな、この患者さんのような悩みをもつものであると思います。だれ一人として、人の前に、神の前に「自分は正しく生きてきた」などと言えないでしょう。それゆえ、人間には神の救いがどうしても必要です。罪を背負った自分を赦し、受け入れてくれる存在（神様の愛）がどうしても必要なのです。

「救い」という字は、「救済」の「救」と書きます。「すくい」には「掬い」という字もあります。私たちが倒れて立ち上がれなくなったときに、私たちの足の下に手を差し伸べて、掬い上げてくれるということです。つまり、私たちが掬い上げられるのが「救い」なのです。私たちはしばしば倒れます。行き詰まって、立ち上がれないことがあります。そのときに、「救い」は上から来るとともに、私たちの足の下から「掬い」が来て救われるのです。何回倒れても、救いは必ずきて、私たちを下から支え、助けてくれます。ですから倒れても大丈夫です。失敗しても大丈夫です。下にちゃんと手があるからです。イエス・キリストの十字架に示された愛があって、私たちは掬い上げられるのです。クリスチャンになったからといって、全く嘘をつかなくなったという人はいません。やはり嘘をつくでしょう。意図的ではなくても、困難があれば、自己中心的な自分が出てくるものです。この人について行けば得ということになると、友情も信用も裏切ってしまうことがあります。私は自らの弱さを思うとき、自分が恐ろしくなります。神様の前にも、人の前にも、そういうことにならないようにと祈ります。イエス・キリストは、弱い私を救うために十字架にかかって、掬い上げようとしてくださったということに救いを感じるのです。

生きる意味、死後の問題、罪責感、そしてもう一つ大きな問題が、苦難の意味です。なぜ自分はこんな苦しみを負っているのかという問いです。

このことをホスピスでは一緒に考えます。この問題で苦しんでいる患者さんと一緒に考えます。こちらが一方的に、「これが答えです」と言ったとしても、人はなかなか納得しません。ですから、信頼関係をつくりながら、一緒に考えていきます。

あるとき、一人の患者さんがこう言ってこられたことがあります。「先生はクリスチャンですね。」「そうです」と私は答えました。私はそれ以上のことは何も言いません。できるだけ自分の言葉を控えます。後日行くと、こう尋ねてこられました。「先生はどうしてクリスチャンになったのですか」と。

「僕は十九歳の時に、『人生って何なのだろうか』と悩み、これから社会に出て行く自信がありませんでした。僕は病のために中学一年の時に留年となりました。中学一年生を二回しました。今でもそのことを思い出すと、心が痛みます。僕の心は傷を負っています。トラウマを抱えています。生きていることに何の意味があるのだろうかと考えると、社会に出て行っても、意味がないと思えましたし、そこでやれるのかどうか、非常に不安でした。それで教会に行ったのです」と応えました。あまり言葉が多いと、患者さんは押しつけられたと感じてしまいます。できるだけ控えめに伝えます。

次に患者さんのところへ行ったとき、また尋ねてこられたので、お話ししました。

「その教会で伝道集会というものが数日間あって、『きょう、イエス様に従いたい人は手を挙げてください』と牧師さんが問いかけてきました。それは一番嫌な時でした。僕以外の人はすでにクリスチャンで、僕だけに問いかけられているように聞こえました。そんな時間が早く終わればよいと思い、下を向いていました。ところが、三日目くらいだったと思いますが、自分は手を挙げなければいけないと感じました。今がチャンスだと思い、立ち上がったのです。神様が働いてくださったと信じています。すると、牧師さんが『どうぞ、こちらへ来てください』と僕を呼ぶのです。そして講壇の後ろで、『窪寺さん、イエス様に赦してもらいたい罪を、今告白しなさい』と言います。僕は人に言えない罪を、『神様、どうぞ、それを赦してください』と祈りました。それから、その牧師さんが僕のために祈ってくれました。そして僕にこう言いました。『きょう家に帰ったら、必ず一言お祈りしなさい』と。それで僕は、十一月でもう寒くなっていたので、布団にくるまって、『神様、○△の僕の罪を赦してください』と祈りました。

次の朝、目が覚めると、何か違うのです。世の中が輝いている。石も花も、みんな輝いているように感じたのです。それは僕にとって全く新しい経験でした。それまで僕は、体が弱く、勉強も嫌いで、劣等感にさいなまれていました。心は不平不満でいっぱいでしたけれども、その時から僕は『自分が変えられた』と感じました。『イエス様を信じます』と告白してから、いろんなことがありました。健康上のこと、勉強のこと、家庭的なことなどありましたが、いつも『祈る』ということは忘れません。その中で僕が教えられたのは、『神様はいる』ということでした。神様は僕たちを見捨てない、どんなに苦しいことがあっても、神様は僕をとらえていて、離さないでいてくださる、と。」

患者さんには神様がいて、私たちの祈りを聞いてくださるとだけ伝わればよいと思っています。

次の日には患者さんが私のことを聞いてきますから、自分のことを伝えました。

「僕の家はとても貧しく、食べるのにも困っているような家でした。だから僕は都立の工業高校へ進みました。工業高校の電気科に行って、卒業後、テレビの修理屋になりました。テレビの修理屋を三年間しました。毎日暑い日も寒い日も単車に乗って、家々を回りました。昔のテレビはすぐに壊れたのです。それを直すと、お客さんはとても喜んで、お昼時になるとお寿司までとってくださいました。そんな時代でした。」

患者さんには、イエス様を信じて、自分が変わったことを伝えます。患者さんは病気で、これまでの歩みの中でいちばん自分の弱さを感じています。そして助けが必要だと思っています。私は、自分が弱い人間であると伝えます。すると、私を信頼してくださいます。信頼できるようになると、心を開いて、自分にも神様が必要であると言って、信仰に入る方も出てこられます。ご自分から神様の助けを求めるようになる姿をたくさん見てきました。

ところで、私個人のことをもう少しお話ししましょう。

三年間働いているうちに、私は大学へ行きたいと思うようになりました。それで母に相談しました。さっき言ったように、私は勉強が全くできませんでした。勉強自体も嫌いでした。それでも行ってみたいと思いました。それで、大学を受けてみました。やはり落ちてしまいました。けれども、私は落ちても平気でした。なぜなら、勉強していなかったからです。それは当然ですね。それで、一年間浪人をしました。そのころはもうクリスチャンでした。

私の通っていた教会は「信ずる者は救われる」を標語のようにしていて、私もその言葉を机の上に書き、「窪寺俊之　○△大学合格　アーメン」と添えて、毎日読みました。そして予備校に行きました。ところが、予備校に行っても、学んでいることが全くわかりませんでした。英語も、数学も、国語も全くでした。それでも何とかしないといけないと思い、必死に勉強しました。一年後、志望校の合格発表に行きましたが、そこに私の名前はありませんでした。そのとき私は、腰がガクッと折れたような感じがしました。神様は私のことを裏切った、と感じました。私は一生懸命に「戸を開けてください」と叩いているのに、神様はわざと閉じているという感じがしました。神様は必ず助けてくださると信じて祈り、準備してきたのに、失敗したことで、神様に見離されたと感じました。信仰を失いそうになる経験でした。

私の家は貧しいので、学費の安い大学を、もう一つだけ受けていました。そうしたら、そこに合格していました。それで私はその大学へ行きましたが、昔の師範学校の木造校舎をそのまま使っている汚いところでした。

入学式の時、始まるのを扉のところで立って待っていました。すると、一人の学生が来たので、私は声をかけてみました。彼は「僕は○△大学（有名大学）を受けたんだ」と言いました。そこを落ちて仕方なしにここへ来た、という感じでした。彼の言葉に、私自身も同じ思いをもっていることに気づきました。ほかに行くところがないから、ここに来たのであって、本当は嫌だという気持ちです。

私の心は迷っていました。この大学に行くべきか、あるいは、もう一年浪人をして希望の大学へ目指すかで判断ができませんでした。そこで、工業高校のときの恩師のところへ相談に行きました。「先生、僕は中学一年生を留年し、三年間仕事をして、五年遅れて大学に行こうとしていますが、行きたいところを落ちて、この大学に通うかどうか迷っているのです」と。すると、その先生は私に、「どこの大学へ行っても、そこで一生懸命やっていたら、必ず道が開かれるものだよ」と言われたのです。先生は代数の教師でした。高校時代、たまに職員室にいる先生のところへ用事があって行くと、先生は自分の机の前に座って背中をピンと伸ばして、英語の本を読んでおられました。ほかの教員の多くはタバコを吸ったりストーブの前でお茶飲んだりしていました。私は不思議に思いました。代数の先生がなんで英語を読めるのか、と。その先生は、ノーベル物理学賞をもらった朝永振一郎という学者のもとで勉強をしていました。勉強をしながら都立高校の教師をしておられたのです。それで、その先生を私はどこかで尊敬していました。その先生のところへ行ったときに、「窪寺さん、どこの大学に行っても、そこで一生懸命やっていたら、必ず道は開ける」と言われ、私はそれを素直に受け取り、その大学に通うようになりました。

私は五年遅れて、その大学へ行きましたが、十年遅れて来た学生もいたのです。彼は工業高校を卒業して、鉄鋼会社に十年間勤め、それから大学に来たということでした。そうした学生が私を慰め、励ましてくれました。私はその大学で、キリスト者学生会（KGK）に触れることができました。いろいろな仲間たちと出会い、そのことが私を育ててくれたと思います。

人生には、苦しいことがたくさんありますが、神様はいろいろな人に私を会わせてくださいました。それぞれの人が私の心を慰め、支え、勇気を与えてくれました。神様に従っていれば、神様は私のために必要な道を開いてくださると私は信じられるのです。神様は私たちをとらえていてくださると信じられるのです。そして、神様が私たちの道を開き、私たちを「神の子ども」として生かしてくださると信じられるのです。自分の人生ではなく、神様の子どもとしての人生を生かしてくださると信じています。

きょうここにも、いろいろな人生を歩んできた方がおられると思います。つらいところを通った方もおられるでしょう。でも必ず神様が私たちを握っていてくださると私は信じています。

それでは、私のお話はここまでにしておきます。

5 ディスカッション

窪寺 これからディスカッションの時をもちます。最初に皆さんの感想から聞かせていただきたいと思います。あまり難しく考えずに、今どんな感じをおもちか聞かせてくださいますか。

A 涙が出てくるような、そんな感じです。

窪寺 どうしてだと思いますか。

A 先生は、死を間際にした方々の例話を出してくださいました。僕がこれまで関わってきた若い方は、社会に居場所がなかったり、生きている意味がわからなかったりする人たちでした。自分自身にもそういう経験があるので、そうしたことを思い出して、涙が出るような思いになりました。

窪寺 貴重な発言をありがとうございます。学校に行けない、自分の人生の意味がつかめない、といった人たちと関わっておられるのですね。その人たちにとって、どんなことが慰めとなるでしょうか。

Ａ　つい最近出会った青年は、遠くに住んでいますが、「わざわざ自分のところに来てくれて、話を聴いてくれて、理解してくれて嬉しい」と言ってくれました。

窪寺　聴いてくれることが嬉しい、と。そう言われたのですね。非常に大切なポイントですね。人生に悩み苦しんでいるとき、悩みを聴いてくださる人に出会うと、本当に救われる思いになりますね。その言葉を聞いて、どう感じましたか。

Ａ　僕は、自分が牧師にあまりふさわしくないと思っていて、コンプレックスをもっています。そんな自分でも伝道者をやっていてよいと肯定された気がして、逆にありがたく思いました。

窪寺　そうですね。自分がケアされた感じですね。勇気を与えられる感じですね。その方にとっては、聴いてもらったことがとても良かったのでしょう。

Ａ　はい。僕は人の話を聴く働きをよくするのですが、周りの人からは、「いろんなところに足を運んで偉いね」と言われます。偉いなどと思っておらず、とにかく楽しいのです。よくメサイア・コンプレックスに気をつけるようにと言われますが、自分が慰められたり癒されたりするので、遠くまで行ってしまうのです。

窪寺　素晴らしいことですね。今のお話を聞かせていただき、私たちみなが慰められ、勇気を与えられました。本当に貴重な体験をお分かちくださり、ありがとうございます。

今のお話を聞きながら特に印象深かったのは、ご自分の中に劣等感があったのかもしれないけれども、ある人が話を聴いてもらって本当に良かった、と感謝されたことが、自らの存在価値を気づかせてくれたというところです。ご自分ではあまり気づかなくても、人に会って、安心したと言ってもらえるときに、私たち自身が支えられ、生かされていると気づきます。

A　そうですね。

窪寺　ほかにも何かありますか。

A　苦しんでいる人や、社会に居場所をなくした人と会うときに、イエス様に会ったような経験をときどきします。それで励まされます。よくカウンセリングはだいたい二十分くらいが良いと言いますが、僕の場合、何時間も聴いてしまいます。そのことが苦ではありません。カウンセリングをしているというよりも、僕自身が楽しんでいるような気がします。相手の人も、僕に交通費や体力を使わせてしまったと思うことがあるようです。でも、僕はその人に会いたくて、お話がしたくて行っているのであって、かえって、こちらが元気になって帰って来ます。

窪寺　今お話を聴いていて、若い人たちの問題は、自分の生きる場を求めているというところにあると思いました。居心地が良い場を若い人たちは探しているのですね。教会は、そうした場を提供できているかどうかが問われているのかもしれません。「教会にはきちんとした格好で行かなくてはいけない」と、ときどき言われます。けれども、若い人たちはそれが嫌かもしれません。教会は神様を礼拝する大切な場です。霊的に満たされる場、神様に出会える場です。けれども、それだけでなく、若い人たちが生きられる場を提供することも重要なのではないでしょうか。今の発言を聴きながら、若い人に居場所を提供することとの大切さを思いました。それとともに、高齢者に居場所を提供することも求められていると感じます。そのことを問われているような気がしました。

それでは、ちょうど予定の時間になりましたので、このへんで休憩に入ります。ありがとうございます。

第2章　スピリチュアルケアとは何か

1　不治の病とどう向き合うか

これから、「スピリチュアルケアとは何か」ということを中心にお話をしますが、その前に、不治の病に私たちはどう向き合うのかということについて述べたいと思います。

現代社会の中では医療が非常に進んでいますが、先に申し上げたように、癌の終末期になると、医療的な手立てができない状況になります。医療者自身が終末期の癌になって著した本がありますす。医療者として患者になって初めてわかったことがあると語られていま す。本の内容は、医師として病気を治すことに努めてきたけれども、患者になって、自分の心を支えてくれるものが必要だとわかったというものです。そして、患者さんの心を理解していなかった自分がいかに傲慢であるかと記しておられます。これまで自分は医療者として「治してやる」という姿勢でやってきた。けれども、上からの目線で見てきて、患者さんたちをどんなに傷つけているか、ということが初めてわかった、と。

　このような権威主義的な医療に対して、最近は患者さんが主体となってきています。どんな医療を受けるかを患者さんが選ぶ時代になっています。これまでの医療は、どちらかというと、お任せ主義、パターナリズム（固定主義）でした。不治の病になると、かかりつけのお医者さんに「先生、私は先生を信頼しているから、先生が一番良いと思う方法でやってください」と言います。そうすると、そのお医者さんは、患者さんにとって最善と思われる医療をするのです。患者さんもそれで満足してきました。しかし今の医療は非常に進んだために、受ける医療の選択肢が増えてきました。また、治療の方法も、予後も、寿命の長さまで異なるようになりました。ですから、医師に全部任せることは無責任ですし、自分の意図に合わないことも出てきます。それで、患者さんがどんな医療を受けるかを選ぶことが必要となってきました。選択する責任は患者にあるということです。

　終末期の癌の患者さんにも選択肢があります。一つの選択肢は、不治の病と最後まで闘うという従来のやり方です。最後まで決して治療を諦めないという方法です。最後の最後まで治療を続ければ、もう患者さんの意識もなくなります。

　こんなことがありました。ある人が肺癌に罹り、次第に弱っていきました。呼吸することさえ苦しそうです。それを見ていたご家族は、主治医が来たときに、「母が苦しそうです。もう少し楽になる方法はないものでしょうか」と尋ねました。若い主治医は考えて、「そうですね。ないことはないのですが……」と答えます。ご家族が「先生、どんな方法があるのですか」と聞きます。「気管支を切開して、人工呼吸器をつければ、いくらか楽になるかもしれません。」するとご家族は、「では、そのようにしてください」と言い、人工呼吸器をつけることになります。酸素を送ります。少し楽になったようです。ところが問題は、気管支切開しているため、自分の意思を声で表現できなくなりました。人にとって自分の意思を伝えられないのは非常につらいことです。一方的に話を聞かされていると、イライラしてしまいます。この患者さんもしばらくすると、だんだん体力が落ちてきて、ずっと眠り続けることになりました。人工呼吸器をつけて、点滴をし、生命維持装置で生命はつながっていきます。機械が生命をつなげてくれるわけです。けれども意識はなくなっています。

それで、チャプレンが訪室すると、ご家族が「先生、こういう状態はいつまで続くのでしょうか」と尋ねてきました。意識もなく、ただ機械につながれて生きている患者さんを見ていることが、ご家族にとってはつらいのです。「これで良かったのか」と悩んでいるのです。自分たちの選択が母親のためになったのかどうか、と。罪責感さえ抱いていることもあります。何も表現できず、コミュニケーションも取れない。ただ機械だけで生かされているので良いのだろうか、と後悔しているように見えるときもあります。チャプレンの私に、「先生、こういう状態がいつまで続くのでしょうか」と聞いてくるのです。本当はこうした事態になるのを望んでいなかったでしょう。でも最初相談したときには、医療者はそのような状態になることは説明しません。人工呼吸器をつけることがどんなに大変であるかを細かく説明しないのです。それゆえ、医師から、患者が少し楽になると言われたら、呼吸器をつけるほうを選ぶのが普通です。そして、あとからご家族はこれで良かったのかと悩むのです。

患者さんとその家族が選択しなくてはならないと言われたとしても、十分な情報がない場合が少なくありません。終末期の癌患者さんに人工呼吸器を一度つけると、ほとんど外せなくなりますが、そのことを知らせられることは多くありません。そうしたなかで選択を迫られるというのが現状です。ですから、こうしたときには、お医者さんに細かく聞いたほうがいいのです。副作用はないのか。予後はどうなるのか。どんなことが大変なのか、と。お医者さんによっては面倒臭いため、十分に説明してくれない人もいます。それでも、とにかくできるだけ聞くことです。

二番目の選択肢は、治療を諦めることです。これには敗北感があります。治療をやめるというと、積極的に死を選ぶような印象があるでしょう。そのため、「積極的な医療は控える」と表現します。要するに、治療はもうしないで自然のままでいくということです。「自然のままに」というと、あまり悪い印象がないからです。ただ問題は、治療方法があるにもかかわらず、それを控えることの苦しさです。現代医療はとても進展していますから、それを控えて、そのまま死を迎えるようにすることに罪責感をもつ方もおられます。この選択で重視していることは、治療することで生活の質（ＱＯＬ）を下げてしまうことを避けて、残された生命を痛みや苦しみのない時間を過ごすということです。

三番目の選択肢は、緩和という方法です。苦痛の緩和をして、患者さんの生活の質（ＱＯＬ）を高める医療です。具体的には、身体的、精神的、社会的、霊的苦痛の緩和をして、生きがいを支えるという方法です。生活の質（ＱＯＬ）を確保することを重視しようというものです。病気の治療を中心に置くのではなく、限られた生命を、いかに充実したものとするかという考え方に基づいています。肉体の生命には限界があるわけで、残された人生、時間をいかに有益なものとするかということです。そうした選択肢です。

このときに霊的な配慮、スピリチュアルケアというものが非常に重要な問題になってきます。その人の生きがいを支えること、生きる意味を一緒に考えること、人は死んだらどこに行くのかということを一緒に考えることです。この医療のあり方は、「これが答えです」というものではなく、「一緒に考えましょう」というケア中心のものです。先ほど申し上げたように、「これが答えです」と言ったとしても、それがその方にとって答えになるとは限りません。かえって押しつけられたという感じを抱かせてしまうこともあります。ですから、その人が納得できるように一緒に考えていくわけです。これはある面で非常に忍耐を要するものです。こちらにそれなりの覚悟が求められます。一緒に考えるというのは、「あなたにいつでも寄り添っていきます」ということでもあります。それゆえ、これを「寄り添い型」ともいいます。「寄り添い型の医療」です。ちなみに、答えをこちらが提供するのを「問題解決型の医療」といいます。

「寄り添い型」は、「私の答えはあなたの答えと違うかもしれないから、あなたがご自分の答えを見つけるまで寄り添います」というものです。もしも患者さんが、「窪寺先生はどんなふうに思っているのですか」と尋ねてきたら、私は、自分を支えている信仰を喜んでお分かちします。決して強制することなく、私自身が与えられた恵みを分かち合います。私が人生において確信でき、多くの人に自信をもって伝えられるものを伝えます。患者さんが窪寺を支えているものを知りたいと希望されるなら、私の経験をお分かちしたいと思います。そこに上下関係はありません。「これが答えです」と言えば、私が上となり、患者さんは下になってしまいます。私にできることは、自分に与えられた喜びや希望をお伝えすることです。

ところが、私たち牧師には難しい問題があります。牧師は、説教すること、そして答えを言うことに慣れているからです。つい、この人を早く救いに導かなくては、と思ってしまいます。けれども、その人は、それを受け入れる準備ができていないことがあります。私たちが覚えておかなければならないのは、その患者さんが主役であるということです。こちらが主役ではありません。牧師は、ただ相手にサービスをするということを超えて、仕えなければなりません。ただし、語らなければならなくなったときには、愛と勇気と確信をもって伝えるのです。これは、自分自身が確かな救いや癒しを経験していなければ困難です。そうでないと、どうしても頭だけになってしまいます。そこのところが私たちに問われてくるのではないかと思います。

また、ここに牧師と病院のチャプレンの役割の違いがあるでしょう。牧師は教会で積極的に御言葉を語り、福音を伝える役割をもっています。多くの人から御言葉の説き明かしを期待されているからです。チャプレンの役割は、病気で入院中の患者さんが福音を聞きたいと思うまで祈りと忍耐をもって待つことでしょう。待ちながら、神様の愛を伝えていくと、患者さんは心を開いて、福音に吸い寄せられていきます。

2　スピリチュアルとは何か

「スピリチュアリティ」「スピリチュアル」の語源は「スピリット」です。スピリットは皆さんご存じのように、ヘブル語で「ネシャーマー」「ルーアハ」、ギリシア語で「プネウマ」ですが、これは本来、「風」「息」という意味です。これは創世記二章七節に、神が人を創造したときに、「息を吹き込まれた」と記されています。それで人間は生きるものとなりました。スピリットのもともとの意味は「風」「息」ですから、宗教的なニュアンスはそれほどなかったでしょう。ですから、スピリチュアルケアと宗教的なケアとは非常に近い関係にありながら、実はニュアンスが若干異なります。両者共に人間の「たましいの問題」を扱います。宗教的ケアでは、その宗教がもつ教義や信仰箇条、教会というコミュニティを活かしながら、ケアが行われます。キリスト教のケアにおいては、聖書を開いて、御言葉から教えられます。また賛美歌を患者さんと一緒に歌うこともあります。けれども、スピリチュアルケアは必ずしもそこに限定されることなく、人間のたましいに直接関わろうとします。ですから、患者さんがどんなことで悩んでいるかを丁寧に聴こうとします。患者さんのたましいの痛みやニーズがどこにあるかを謙遜な思いをもって聴きながら、ご本人が納得できるものを探そうとします。

宗教的なケアでは、患者さんに「教会に来てください」、「一緒に礼拝しましょう」、「聖書を読んでみてください」と言うかもしれません。一方、スピリチュアルケアは、その人のところへ行って、「あなたの問題を一緒に考えさせてください」と言うものです。どこが違うのでしょうか。土俵が異なるのです。キリスト教を土台にするケアでは、患者さんに教会へ来ることや聖書を読むことを促すでしょう。しかし、ある人はこちらの側に入って来ることに対して警戒心をもつかもしれません。特に現代社会においてはそうです。教会には行きづらい、と。けれども、こちらから出かけて行って、「あなたの問題を一緒に考えさせてください」と言うなら、土俵は相手の側にあります。主役はその人です。それゆえその人も安心して、相談できるわけです。

どちらのケアも同じ、たましいの問題です。でもスタートが異なります。教会は、キリスト教が積極的に語られるところです。けれども病院は、患者さんが中心でキリスト教は患者さんに愛をもって仕えるところです。

さて、大きな書店に行きますと、宗教の書棚がありますが、最近は、スピリチュアルに関する本が増えていることに気づきます。かなりいかがわしいものもたくさんあることは注意しなければいけません。しかし、こうした事態は、多くの人がたましいの問題、スピリチュアルケアに関心をもっていることを示していると思いますが、これはこれで問題があります。とにかく私たちに必要なことは、スピリチュアルケアの大切さを覚えながら、どのようにして福音を伝えていくかということです。

3　三つの関係性

次の問題に入っていきたいと思います。

私たち人間は三つの関係性の中で生きています。「私とあなた」、「私と私」、そして「私と神」という関係の中で生きています。一般的に人間は「私とあなた」という関係です。人間として扱われる「私とあなた」の関係が人間と人間の関係です。ところが、それだけかというと、そうではありません。「私と私」という関係があります。

こんなことがありました。ある日の夕方になって、淀川キリスト教病院の伝道部に一人の女性が飛び込んで来られました。そして、「先生、話を聴いてください」といって話しだしたのです。話を聴いてみると、その人は明日、脳腫瘍の手術だということです。そのため、もう不安で不安で仕方がなくて、チャプレン室に来たというのです。そして、自分の不安や心配をしゃべりまくりました。一時間くらいお話を聴きました。そのあと、少し落ち着き、その方は自分の部屋に帰って行かれました。

翌日、その方の脳手術がありました。私はそこに立ち会わせていただきました。手術着に着替えて手術室の中に入りました。私が入ったときにはすでに開頭し、卵の大きさくらいの腫瘍を取っているところでした。電気メスで腫瘍の部分を焼き取っていきます。医師は手際よく切り取っていきましたが、ラードを焼いたときのような臭いがしました。少しずつ丁寧に焼いていき、最後になって、小さな血管や太い血管から出血がありました。細い血管は電気メスで焼くと、出血が止まります。太い血管はそこにピンを当てて出血を止めます。そして、頭部を閉じて手術が終わりました。

手術を担当した医師はその日は病院に泊まって、ずっと患者さんの容体を見ます。手術は朝の九時ごろに始まって、夕方の四時ごろまでかかるものでした。お医者さんは本当に大変だと思います。

一週間くらい回復室で経過を見ましたが、良い時を見計らって私は病室を訪ねました。その女性はこうおっしゃいました。「私の病気は、これで三度目なのです。多発性の腫瘍で、一度腫瘍を取っても、また同じようなところに同じような腫瘍ができるのです。ですから、私はこの腫瘍と一緒にしか生きられないのです」と。この方にとって、それは本当に悪夢です。一回取っても、また同じことになるからです。

最初どんな症状だったかというと、目がチカチカしたそうです。それで眼科へ行きました。いろいろ検査をしましたが、これは目の病気ではないので、脳外科で診てもらうようにと言われました。悪くても注射か点滴などをすれば治ると思ったのに、脳外科医に診てもらうようにと言われ、「大変だ」と思いました。精密検査の結果、脳に腫瘍ができていることがわかったのです。脳外科の先生に「どうしたらよいのですか」と尋ねると、手術しか方法がないと言われました。たいへんショックだったということです。そして、手術を受け、日常生活に戻りました。しばらくすると、また同じような腫瘍ができ、目がちらつき、頭痛が始まり、二回目の手術を受けました。さらに三回目となりました。私がお会いしたのは、その三回目の手術の時でした。手術が終わった後、その方は私にこうもおっしゃいました。

「先生、私はこの病気を背負ってしか生きられないのです。」

この言葉が私の心に重く響きました。この方には、「病気を抱えている私」という人間と、もう一人、「病気を抱えていて、かわいそうと思っている私」がいるのです。自分の中のもう一人の自分が、病気の自分に対して言うのです。「あなたはつまらない人生を背負ってきたね」と。自分が自分を受け入れようとしないのです。実はあるがままの自分を受け入れることは非常に大変なことなのです。あるがままのこの自分を「それでいいんだ。

私はあなたが大好き」と言えないのです。自分が病気や弱さを抱えていると、この私がこの私を拒否しようとします。自己受容はどれほど難しいことでしょうか。

自分が自分を受け入れられないと、人を受け入れることも困難です。どうしてかというと、自分が弱さをもっていて、相手の人が健康だと嫉妬してしまうからです。私たちの社会は競争社会であるため、どうしても自分と人とを比較してしまいます。あの人は良いけれども、この私の人生はつまらないと思ったりします。自分を愛せないと、人に嫉妬します。この患者さんも、自分を受け入れるのが大変だったのです。この患者さんだけでなく、私たちはみんな同じような悩みを抱えていないでしょうか。自分を愛すること、自分を大切にすることが難しいという事実です。それでは、どうしたらよいのでしょうか。

私たちにもう一つ残されているのは、神様との関係です。この関係が実は「私と私の関係」、「私とあなたの関係」を決定します。神様が私を受け入れてくださっていると気づくとき、私は自分を受け入れることができ、他の人を受け入れることができるようになるのです。ですから、ここが非常に重要なところです。自分がどれほど無能か、いかに醜いことか。それでも、その私を神様が愛してくださっていることを、どれくらい自分の経験として知っているかが非常に大切です。人から嫌われて、見捨てられてしまう、そんな私を神様が掬い上げてくださいます。拾い上げてくださいます。そこにキリスト教の救いがありますね。

私自身はそう信じています。神様は愛のお方で、倒れた私たちを拾い上げて、立ち上がらせてくださいます。他の人から見たら、価値のないように見える者を神様はご自分のいのちを献げて、掬い上げようとしてくださいました。私がどんなにダメでも、価値がなくなっても、イエス様の十字架は絶対的に私を掬い上げると信じています。そうでなければ、私たちはどうやって自分を受け入れられるでしょうか。

インドの「死を待つ人々の家」を訪れたことがあります。インドには十億を超える人が住んでいると聞きました。そのうちの三分の一の人が貧困に苦しんでいるといいます。つまり、三億を超える人が十分に食べることができないのです。私はびっくりし、心を痛めました。「死を待つ人々の家」は男性の部屋と女性の部屋に分かれていて、路上でネズミに身体をかじられた人たちや、捨てられていたような人たちが連れて来られて、鉄パイプのベッドに寝かされていました。全世界から若い青年たちや、休暇を取ってボランティアとして来た人たちがたくさんいました。私もボランティアとも言えない小さなことをさせてもらいました。身体の汚れた人を水場に連れて行き、そこでボランティアの人たちに、身体を洗ってもらいます。洗い終わると、乾いた寝巻きを着せてあげて、元のベッドのところへ連れて行きます。そんなボランティアをしました。傷ついている人に治療を施す人、ごはんを炊いて食べさせてあげる人たちもいました。

その家の入り口にはシスターが立っていました。部屋の中のベッドはすべていっぱいです。これ以上人が入れないように、シスターが立っています。ベッドに寝ている人を見ると、痩せ衰えていたり、病気で身体が動かなかったりする人ばかりです。顔を見ると、痩せてしわだらけですが、しわの一本一本に厳しい人生が刻まれているように見えて、私には貴く見えました。

その人たちの中に、以前、裕福な生活をしていた人がいました。けれども人生の最後に、マザー・テレサの「死を待つ人々の家」に来たのです。おそらく元気な時は、仕事に一生懸命だったことでしょう。周囲から羨まれた人だったかもしれません。しかし、様々な事情があったのでしょう。最期になって、マザー・テレサのところに来ているのです。その方は私に言いました。

「私はマザーに出会いました。マザーは私に声をかけてくれました。」

このとき私は、いま死の間際のこの人を支え、生かしているのは、マザー・テレサとの出会いである、と感じました。マザー・テレサはこの人を一人の大切な人間として見ていたのです。それがこの人の人生に生きる光を与えていたと思います。マザー・テレサはこう言います。「私はその人たちの中にキリストを見る」と。私たちはとかく、人の外だけを見て判断してしまいます。けれどもマザー・テレサは、「その人の中にキリストを見る」と言って、キリストに出会う崇高な思いで、病人や捨てられた人たちに触れていたのです。人々は、マザー・テレサのまなざしの中にキリストの愛を見て、心が癒されたことでしょう。

死を前にして、「私はマザーに出会いました。マザーは私に声をかけてくれました」と、この人は私に言いましたが、この言葉は、スピリチュアルケアを考えるうえで非常に大切なものを教えていると思います。マザー・テレサは、その人がクリスチャンであろうが、仏教徒であろうが、全く問いませんでした。問わなくても、その人が神に愛されている存在であるから、その人のために最善を尽くそうとするわけです。私は、これこそスピリチュアルケアの中心的理念であると思っています。すべての人は、神に愛されている存在です。

「私とあなた」「私と私」「私と神様」の三つの関係を、いかに育てていくかが、スピリチュアルケアの質を決定します。私たちの心は偏見に捕らわれていますから、あの人は努力が足りないから、不幸になっても仕方がないなどと見てしまいます。しかし、マザー・テレサはそうではありませんでした。「あの人の中にキリストを見る」として、その人を最後まで掬い（救い）上げようとしているのです。

4　垂直関係と水平関係

それでは、スピリチュアリティを私がどんなふうに考えているのかということについてお話ししたいと思います。スピリチュアリティはどんな構造になっているのかを、少しお話しします。

想像していただきたいのですが、今ここに、私という人間がいます。そして、目には見えませんが、私たちを見守る神もおられると想像してください。神と私は、目に見えないのですが、つながっています。意識の中でつながっていると言えるかもしれません。もう一つ、私たちの中に本当の私がいるのです。この本当の私も意識されるときと、されないときがあります。スピリチュアリティは、「私と神」、「私と私」という関係を作っています。神や本当の私は普段はあまり意識していませんが、人生の危機になると、明確に意識されます。「垂直の関係」と呼ぶことができます。

このほかに「水平の関係」があります。両親や友人、先輩たちとの関係です。先に述べたように、私たちは一般的には水平関係の中で生きています。そして、これも先に述べたように、「私とあなた」と関わりの中で生きています。心理学や精神医学はこの分野を扱っています。「生きづらさ」や人間関係で悩むことは、心理学やカウンセリングの領域のことですが、その目的は「適応」ということです。

子どもが学校に行けず、不登校になると、スクールカウンセラーにお願いすることがあります。スクールカウンセラーがその子どもと面談します。それは、学校へ戻り、友だちともうまく交流ができて、学校という環境に適応できるように援助してくれます。このような援助で立ち直れた人を私もたくさん見てきました。カウンセリングは確かに非常に重要な働きです。

けれども、スピリチュアルケアはこれとは少し違います。垂直の関係を扱おうとします。子どもの生きる意味や、なぜこの世に生まれてきたのかといったことを一緒に考えます。その子の生命の根拠になっているものです。それをスピリチュアリティと呼びます。クリスチャンにとっては、神様やイエス・キリストなどです。しかし、ある子どもたちには明確に概念化されておらず、漠然としているかもしれません。ですから、少しでも自分の生命を創ってくださった方や、生命を支えてくださる方に気づくように一緒に考えます。時間も忍耐も必要です。学校に戻るかどうかは二の次で、重視するのは、その子が自分にとって大切なこと（あるいは、大切な存在）を見いだすように寄り添って支えることです。

たとえば子どもには、良い学校に入ることが最高のことであるかのように言われることがあるかもしれません。けれども、その子にとって、必ずしもそうではなく、それが間違っていることに気づくことが大切なのです。

スピリチュアリティの研究をしている人が、子どもとの出会いの中で教えられたことを話してくれたことがあります。「ぼくが苦しんでいるのは、学校に行くとか行かないとかということじゃないんです。ぼくはどうしてこうやって生まれてきて、何のために生きなきゃならないかということで悩んでいるんです」と。これが子どもにとっての本当の問題です。ここに子どもの叫びがあります。この叫びの中に大人から理解されない孤独さやつらさが表れていないでしょうか。ですから、その子が真理を見いだして、その歩みをもう一回作り直せば、新しい人生を歩いていくことができるのです。

ところが、スクールカウンセラーはどうしても、適応ばかり、問題解決ばかりを考えます。スピリチュアルケアは子どもに寄り添いながら、ゆっくりと子どもたちが立ち上がれるように援助します。私たちに求められるのは、優しさ、感性、信じることです。傷ついた心にゆっくりと、しかししっかりと寄り添える優しさ、思いやりが必要です。そして、心のどこが傷つき、何を訴えているかを聴き取る感受性と柔軟性が必要です。それがないと、無神経になってしまいます。私の答えを押しつけて、「これを信じなさい」と言ってしまう危険性があります。さらに、「信じること」が必要です。神様が愛をもって癒してくださると信じることです。それだけでなく、目の前にいる子どもの中に「神様が一緒にいてくださる」ことも信じるのです。神様がみわざを行ってくださることを祈りつつ待つことです。神様のわざが必ず起こることを信じて待つことです。

こうしたスピリチュアリティ理解について、ＷＨＯ（世界保健機関）なども、すでに意識しています。『がんの痛みからの解放とパリアティブ・ケア』というＷＨＯの専門委員会が出したレポート八〇四号があります（邦訳、金原出版、一九九三年）。その中に、「人間は霊的な存在だ」と書いてあります。

「人間として生きることに関連した経験的一側面であり、身体感覚的な現象を超越して得た体験を表す言葉である。……『霊的』は『宗教的』と同じ意味ではない。霊的な因子は身体的、心理的、社会的因子を包含した人間の『生』の全体像を構成する一因子とみることができ、生きている意味や目的についての関心や懸念とかかわっていることは多い」（四八頁）。

特に、人生の終末に近づいた人にとっては、自らを赦すこと、他の人と和解をすること、その人がどう生きるかという生きる意味にスピリチュアリティが関わっている、とＷＨＯ

の専門委員会が言うのです。社会的な適応ということではありません。

宗教的なケアとなると、どうしても宗教のほうへ引っ張り込もうとしたり、教会に行くことを促したりします。確かにクリスチャンにとっては、教会や礼拝はいのちに関わる最大事です。けれども、現代人は宗教に懐疑的です。スピリチュアルケアという立場に立つと、「あなたが主役です。私のためにできることがあれば、それをさせていただきます」という向き合い方もあると思います。そしてそこで重要になってくるのが、「横の関係・水平関係」ではなくて、「縦の関係・垂直関係」なのです。

それでは、このへんで、皆さんと一緒に考える時をもちたいと思います。

5　ディスカッション

窪寺　今のお話で、どんなことが心に響いたかをお聞かせいただいてもよいでしょうか。
B　私たちの外なる人は壊れても、内なる人は日々新たにされるということを感じながらお話を聞いていました。私はクリスチャンホームに育ったので、クリスチャンとして天に召されていく親族をたくさん見てきました。そして、ケアされて召されていく人、年老いて召されていく人の素晴らしいところを目にしてきました。おそらくそばにいる人にとってはその面だけでないと思いますが。私の母もずいぶん年老いてきているので、私が終末ケアをする立場になれば、きっと母のいろいろな部分を見ると思います。それでもそのことを通して、いろいろな気づきが与えられるだろうと想像しています。母は肉体が衰えてきていますが、内なる人が新たにされていく姿を、間近に見せてもらえるのではないか、と。そうしたなかで、ケアしている者も、そこで自分が新しい価値観をもち、どんどん新しくされることを体験するのではないかなと、先生のお話を聞いて、希望がもてるようになりました。

窪寺　ありがとうございます。お母さまの生きる姿の中に、キリストのいのちが働いているのを見ると言えるかもしれませんね。素晴らしいお姿ですね。ご自分がクリスチャンホームで育ったので、信仰をもって亡くなる方をたくさん見て、ああ、こんなふうにして生涯を終えられるのだ、と思われたわけですね。しかし今度、自分がほかの人を看取る立場になったとき、病の中にある人や、死を前にしている人を励ますことができるかどうか、また、自分自身が整えられているかどうか、少し心配になるということでしょうか。その人を自分が本当に愛せるかどうか、赦せるかどうか、不安になることがありますね。あるいは、その人のことを理解できないときに、それでもなおケアできるか、心配になることがあります。どうしたらいいのでしょうか。

B　はい。その「整えられる」という言葉が、今ぴったり来ました。

窪寺　自分が整えられるにはどうしたらよいのでしょうか。いかがでしょうか。この質問に、どうお答えになりますか。つまり、亡くなっていく人たちに慰めや希望を伝えられるように、キリストを証しできるようになるために自分はどのようにしたらなれるか、ということです。窪寺はよくわからないので、皆さんのご意見を聞かせていただきたいと思います。

C　先ほど先生がおっしゃったように、キリストから与えられた恵みを確信するしかないかなという気がします。

窪寺　そうですね。それでは、その確信をどうやって育てたらよいのでしょうか。私たちの信仰はフラフラすることがありませんか。自分の信仰がブレることはないでしょうか。

C　しょっちゅうあります。

窪寺　そのときに、ご自分をどうやって支えますか。

C　支える……。でも、そのことも、ある意味では私の常態だと思っています。

窪寺　それが普通なのですね。

C　そうしたなかで生きていくのが人間だと私は思っています。

窪寺　すごいですね。そう言えることが強みですね。それが現実だからです。現実を受け入れているわけです。神様を疑うことがあるかもしれない。そのときにどうなさいますか。

C　そのときはイエス・キリストのもとへ行きます。イエス・キリストに目を向けます。

窪寺　そのとき、キリストはどんなお顔をしていますか。

C　私に対してニコニコしておられます。

窪寺　そこから、どんなメッセージが聞こえるのでしょうか。

C　それはケースバイケースです。何に関してのメッセージでしょうか。

窪寺　自分が揺れていて、キリストにお会いしたときに、どんなお顔をしているか、どんなメッセージが聞こえてくるか、ということです。

C　「あなたに対してわたしの恵みは十分です」と聞こえます。

窪寺　「あなたに対してわたしの恵みはもう十分に注がれている」と。そのときCさんはどういう感じがしますか。

C　それが救いだと感じます。

窪寺　「わたしの恵みは十分に注がれている」というキリストの声を聞いて、安心されるわけですね。ああ、自分には十分に恵みが注がれているのだ、と。

C　死を前にしても同じだと思います。

窪寺　死を前にしたときにも、「わたしの恵みはあなたに十分に注がれている」というキリストの声を聞く、と確信しておられるのですね。

C　それが、主が共におられるということだと思います。

窪寺　そう確信しておられるのですね。それが信仰ですね。ありがとうございます。Cさんは私たちをどれほど励ましてくださったことでしょうか。そして、お母様のことをお話しくださったBさんに感謝いたします。

さて、ほかの方々はどんな感じをもっておられるでしょうか。Dさんはいかがでしょうか。

D　はい。

窪寺　Dさんは今、どんなことを感じておられましたか。

D　先ほどのお話で、スピリチュアルケアが垂直関係で、心理学、精神医学が水平関係であると聞いて、なるほどと思いました。たましいを考えたときに私たちが神様を見上げることと、心理学や精神医学が扱っている心のことと、どういう関係があるのかということが、私の中でこれまで十分理解できていませんでした。そのことについて水平と垂直という解説で、少しクリアになりました。私の中のもう一人の「究極の私」という概念を、いろいろなところで聞きますが、今まで全くピンと来ませんでした。あくまでも私は私なのですから。一歩離れたところに別の私がいるとか、その私が自分を見ているとか、そういう感覚がこれまでわかりませんでした。いろいろな方がそう言っておられるので、そうなのだろうと思っていましたが、納得はしていませんでした。けれども、垂直に上におられるのが神様で、垂直に下にいるのが私で、それが「究極の私」なのだとわかりました。十分に理解しているのかどうか、まだわかりませんが。

窪寺　「究極の私」ということですが、私は「本当の私」と呼んでいます。この「本当の私」に私たち自身が気づいていない部分があります。未知の私です。意識している自分と「未知の自分」とが出会うとき、そこにいてくださるキリストに気づくことがあります。ですから、垂直の関係は、神である超越者と「本当の私」が両極になっている、と私は解釈しています。この両極は神と「本当の自分」で構成されている、と考えています。キリスト教信仰の立場に立つと、この両極は別々なのですが、神への信仰に目が開かれると、超越的神が一つの極にいるのではなく、もう一つの極である「本当の自分」のところにいてくださることに気づくのです。それを「悟り」と呼ぶか、「気づき」と呼ぶか、あるいは「救いの体験」と呼ぶことができます。

D　そうなのですね。そこまでは私自身、整理ができていませんでした。自分の中で、先生と同じ表現になるのか、少し違う言い方になるのか、まだよくわかりませんが。先生が一回目の講義の中で、キリスト者でない方、仏教徒の方が自分の生を終えるときに、自分で納得しているなら、それはそれで良いとおっしゃいましたが、私は腑に落ちていませんでした。それでは救われないのではないか、と。その人が救われるかどうかは、地上にいる私たちがわかることではないのですが。ただ、スピリチュアルケアということを考えたときに、「本当の私」という次元があって、上に超越者がいるとしたら、その超越者はいったいだれなのでしょうか。本物の生きた神様でなければ、この関係は成立しないのではないか、と考えたりもしています。そのあたりはどうなのかなとおうかがいしたいと思います。

窪寺　私自身は保守的な信仰をもっています。それを非常にありがたいと思っています。けれども、それを他の人に強要はできないと考えています。そこは、もう少し私たちは柔軟性をもつ必要があると思っています。そうした場合、その人がキリスト者にならないこともあるでしょう。そうすると、それはどうなのかというご質問ですね。私もそれを一つの課題としています。ただ、強制したからといって、その人がキリスト者になるわけではありません。

D　それはそうですね。良いか悪いかという話で見たときに、それはそれで良いと言いきれるのか、と問いたいのです。

窪寺　そうですね。私もそういう課題をもっています。

D　それで、スピリチュアルケアということを考えたときに、そうした考え方があるのかなと思ったのです。

窪寺　もう一つ申し上げることがあります。スピリチュアルケアでは、「癒し」を強調します。ところが宗教的なケアは、「救済」に力点があります。二つは違うのです。スピリチュアルケアは癒し、ヒーリングを重視します。ヒーリングとは、病が癒されて、元気になること、和解や回復を指します。宗教的なケアは、救済を目的とします。人間はもともと罪人だという概念に基づいています。

人間は怪我をしても、それなりの処置をすれば、普通はしばらくして治ります。癒されます。元に戻ります。元に戻るというのは、最初は悪いわけではないという前提に立っています。ところが救済は違うでしょう。元に戻れば、悪いところへ行くということでしょう。ですから、宗教はある面で、とても僭越なものなのです。「あなたは罪人です」と言うからです。「あなたは救われなければならないのですよ」と言うからです。そのために、宗教を嫌う人もいます。あとでそのお話もしますが、信仰を受け入れられる人と、受け入れられない人が確かにいます。けれども「癒し」はそれと異なります。最初から「あなたはそのままでいいのですよ。今は少し傷ついて、痛んでいるから、それが癒されて、元に戻ればいいのですよ」という考え方です。現代人はこちらを選びます。今おっしゃったように、それでいいのかという問題は残ります。けれども、いきなり「あなたは罪人です」と言うのも、どんなものなのでしょうか。

D　ケアの分野でどこまで踏み込むかというところに、宗教的ケアとスピリチュアルケアの違いがあるということでしょうか。

窪寺　結論から言えば、宗教的ケアとスピリチュアルケアの違いを意識していないといけないと思います。そうでなければ、かえって相手を傷つけてしまいますし、宗教者は誤解されて、相手にされなくなってしまうでしょう。まず意識して、相手が何を必要としているかをわきまえる謙遜さが私たちに求められます。

D　わかりました。そこは非常にすっきりしました。ありがとうございます。

窪寺　ありがとうございました。良い牧会者になられると思います。

スピリチュアルケアは、入り口としてとても良いアプローチ方法で、相手の方が少し関心をもってくださったときに、宗教的なケアを行うということが大切であるように思います。その際に、宗教的なケアに至るまでに、時間的な余裕も必要となるでしょう。そこで、死を前にした人とお会いしたときにどうするか、という問いも当然生まれてくるでしょう。それでも、焦って伝えたら、失敗してしまいます。見捨てられたという感じを与えてしまうこともあるかもしれません。あるいは、その人は、自分が相談できる人は一人もいない、となってしまうかもしれません。そうしたところでも、やはり「寄り添い型」で、答えは自分で探すようにと言い、その人を決して見捨てないということが大切だと私は思います。とにかく信頼関係ができるまでお付き合いさせてもらうことを心がけたいと思っています。そうしたなかで、キリストの福音の素晴らしさが伝わって、自分から信じたいと思う気持ちを引き出すことではないでしょうか。

それから、私は保守的な信仰をもっていると申し上げましたが、「保守的な信仰」ということの定義をしないと、混乱をきたしてしまうかもしれません。それで、ひと言加えておきます。私は、「使徒信条」で告白している内容をそのまま信じています。万人のための十字架の救いも、再びキリストが来られることも、私の信仰の中心です。そして、キリストによってすべての人が福音にあずかることを願っています。ただ、信仰者として完全でない自分には正直でありたいと思っています。

それでは、Eさんはいかがでしょうか。

E　一番心に残ったのは、マザー・テレサのお話でした。夏期伝道などである方を訪問していますが、キリストを見るように、その方を見ていなかったのではないかと反省させられました。そういう視点をもってこれからは対応できたらと思いました。

窪寺　そうですね。できそうですか。

Ｅ　すぐにはなかなか難しいと思います。けれども、そのように心がけつつ、祈りつつ、誠意をもって対応していくしかないと思っています。

窪寺　マザー・テレサの考え方は、Ｅさんの神学にぴったりしますか。

Ｅ　私はマザー・テレサが好きです。神学的にと言われると、難しいかもしれませんが、考え方自体は好きです。

窪寺　マザー・テレサは教義的なことをあまり語りません。その意味ではどの考え方にもぴったりするようです。そういう幅の広さがあるのです。その理由は、彼女が人間を見ているからです。神に造られた人間を見ようとしているからです。ところが私たちはとかく、自分の育った信仰によって人を見ようとします。私も同様で、つい人を見るときに、「この人は救われているだろうか」、「この人はきよめられているだろうか」などと考えてしまいます。その人からすれば、とても迷惑なことです。自分のことを人間として見てもらいたいのに、こちらは「あなたは救われているか」とか「きよめられているか」とかと見ようとするわけですから。

Ｅ　それは、相手からすれば、アウトかもしれませんね。

窪寺　私は、アメリカのジョージア州アトランタにある神学校に行きました。一九六八年でしたから、まだベトナム戦争から帰って来た若者が神学校に来ていました。ベトナムで人を殺したり、自分の命の危険にも直面したりした人たちで、心が痛み、目がうつろな者も少なくありませんでした。南部の人たちは非常に信仰的ですが、戦争から帰って来た家族、息子たちが心を病むという状況になっていました。教会は問われました。神は昼寝をしておられたのか、と。なぜ戦争を止めなかったのか、と。なぜ自分の息子をこんなふうになさったのか、と。信仰的な人たちだからこそ、そう思ったのです。戦争に行った人たちは、南部の人が多かったようです。ここでは、クリスチャンたちが教会の中で閉じこもっているのではなく、社会としっかりと関わることを大切にしていました。社会の問題を神学的に、信仰的に考えていました。私たちも、社会の痛みや苦しみをしっかり見つめて、どのようにして教会の問題として考えられるのかと問われているのではないか、と私は思いました。

患者さんのたましいの苦しみに対して宗教が最初から出てくると、現代人は後ろに引いてしまうかもしれません。その点では、スピリチュアルケアは入りやすいと思います。「スピリチュアルケア」と「宗教的ケア」を比較すると、スピリチュアルケアという考え方のほうが窓口がいくらか広くなるのではないか、という気がするのです。

E　それはあると思います。

窪寺　そのことは、やはり牧師一人ひとりが考えなければいけないし、神学者たちが答えを出さなければいけないと思います。神学者たちにとって本当に責任ある課題です。教会が現代社会の中で本当に意味のある福音を語っていくには、どうすればよいのでしょうか。

それでは、Ｆさんはいかがでしょうか。

F　私は話を聞きながら、「わたしの恵みはあなたに十分である」という神様の御言葉がずっと心に浮かんでいました。この御言葉には納得できるところがある一方、引っかかるところもありました。「あなたにはわたしの恵みが十分である」という言葉は一般化して理解できないし、自分に与えられている恵みは、自ら気づかなければ納得できないからだと思います。人に対して「これがあなたの恵みですよ」と教えることもできませんから。

窪寺　そうですね。今苦しんでいる人に「神の恵みはあなたに十分ですよ」などと言うことはとてもできませんね。

F　はい。相手がどういうふうにその恵みに目を留めることができるのか、というのは難しいと思います。その一つの入り口としてスピリチュアルケアもあるかもしれない、と思いながら聞いていました。

窪寺　窓口を少し広げますからね。Ｆさんご自身は牧師となったならば、最終的にキリストの福音を伝えたいと願われるでしょう。どんなふうに伝えますか。

F　最終的には、聖書に書いてある御言葉を素直に伝えようと思います。自分が御言葉から教えられたことや、感動に導かれたことを素直にその人に伝えることしかできないだろうと思います。自分の生き方や態度でイエス様を証しすることはあると思いますが、それでも最終的には、そういった自分のあり方で人を変えていこうとするのでなく、御言葉や聖霊の力にゆだねるしかないと思っています。

窪寺　その答えは確かに正解です。けれども、それで本当に大丈夫でしょうか。「素直に伝える」という言葉に問題があるように思うのです。「素直に伝える」とはどういうことでしょうか。ありのままに伝えるといっても、それで伝わるものでしょうか。その人の実存をかけて、生き方によって、語るしか伝わらないのではないかというのが私の考えですが。

F　それはそうだと思います。自分自身の人格を通して、体験を通して理解したものを語らなければ伝わらないと思います。

窪寺　それは、どうやったら可能なのでしょうか。もちろん聖霊が働いてくださらなければなりませんが、聖書のもっているそのダイナミックさをどうすれば伝えられるのでしょうか。

F　それはおそらく、こうやったら可能だという方法はないように思います。それこそ、語る側の信仰や人生が逆に問われるのかもしれません。

窪寺　そこが非常に難しいところですね。今「語る側の信仰や人生が逆に問われるかもしれません」と言ってくださったことに、私は大きな慰めと希望をもちます。なぜかというと、そのことに気づいておられることが宣教のわざにつながっていくからです。気づいていないとか、気づこうとしないというところに問題があると思います。今お聞きしたことに私も同感です。ありがとうございます。

それでは、Gさんはいかがでしょうか。

G　患者さんのことを、「医療の対象」として見るか、「人間」として見るかというふうに分けて説明してくださいましたが、その人が人間であることに目を留めるのが大切であるということを教えられました。患者さんも、そのご家族の方も、お医者さんも、いろいろな思いをもっていて、その思いを尊重して接することが大事であるし、それが難しいと感じましたが、そのことをしっかりと意識していかなければいけないと思いました。

窪寺　そうですね。私もそうでしたが、信仰を自分のものにし、自らの中に受肉させなければ、信仰は伝わらないのですね。

G　確かにそのことを非常に感じます。イエス様自身が、言葉そのものであられたということが大きいと思います。私たちもイエス様から、聖書を通していろいろなことを学びますが、最初は理解できないことがあっても、それらが信仰生活を通して、いろいろな経験を通して、自分の言葉になるときに生まれてくるものが大事なのだろうと思います。

窪寺　そんなことを少し感じられたわけですね。

G　はい。教えていただきました。

窪寺　どれだけ私たち一人ひとりがそれをできるかということですね。

G　あと、「病む方へのスピリチュアルケア」という題名でしたが、お話をうかがいながら、教会にいる青年たちのことを思い出しました。肉体的な病はなくても、いろいろな悩みをもっている人がけっこうたくさんいるのですが、どのお話も通じると思いました。

窪寺　ご参加くださって、本当にありがとうございます。

第3章　スピリチュアルケアの可能性

1　宗教的なケアとスピリチュアルケア――患者さんのニーズに応える

「信仰に入る」とはどういうことなのか、と患者さんが尋ねてくるときがあります。たとえば、「先生はどうして信仰に入ったのですか」と。私は次のように答えます。「高校三年生で、これから就職しようとしていたときに、自分に自信がなく、喜びもなく、ただ自分が本当にやっていけるか不安でいっぱいでした。自分の中に自分でない自分がいて、その自分に負けてしまう自分がいたのです。それで教会に行ったのですよ」と、それだけ言っておきます。それ以上はあまり言わないほうがいいようです。すると、次のときに患者さんが、「先生はこの前、悩んでいた、苦しんでいたとおっしゃいましたが、それはどういうことですか」と聞いてきます。そのときに、「自分がしたいと思うこと、実際にすることが全く違うことをしていて、自分が嫌だと思っていることをしてしまう私がいたんですよ」と答えます。それ以上は言いません。そうすると、また次に行ったときに、「先生、この前、自分の中に自分とは違う自分がいることを言われたけれど、それはどういうことなんでしょうか」と尋ねてきます。それで、「自分が弱いこと、自分の醜さに否が応でも気づいて、神様に救っていただくしかないと思ったのです」と話します。「本当の自分は弱くて、すぐに悪に負けてしまいます。悪い心に自分が勝てないのです。徹底的に弱い自分に悩みました」と。死を前にした患者さんは、気持ちを強くもちたいと思いながらも、それができない自分に気づいています。患者さんは人生の中で「自分が弱い」と最も強く感じています。本当は、口から手が出るほどに救いを求めているのです。けれども、「これが救いなのですよ」と言われると、決して素直にそれを受け取りません。患者さんの中に疑いの気持ちが働いています。信頼感の問題です。ですから、その人が自分から求めるようになるまで待つのです。そうするときに、「先生、私でもクリスチャンになれますか」と尋ねてくることがあります。私ははっきりと「なれます」と答えます。そして、手を取って、お祈りします。そのときには、「神様、ありがとうございます。神様、Aさんは、あなたを受け入れたいと思っています。ですから、あとは宜しくお願いします」と祈ります。そのようにして、決心できたことを、感謝します。「あなたはクリスチャンですよ。神様が共におられます」とお話しします。その人は、このときから変わっていきます。

まず本人のクリスチャンとしての自覚が、神様の言葉を素直に受け入れるようになります。また、神様が身近にいてくださると自覚することで、心が喜びに満ちてきます。不思議なことが起きてきます。人格が変わっていきます。

私は病院の中で、キリストにあって生まれ変わった人をたくさん見せていただきました。ですから、あまり強制せずに、自分から「クリスチャンになりたい」と言うまで、とにかく寄り添っていくことです。

淀川キリスト教病院にいるときに、私は決してキリスト教を押しつけることをしませんでした。それでも、何人かの方が信仰に入られました。ご自分の弱さを最も感じる時だったからです。自分に救いが必要であるとわかっていたからです。ですから、私たちは待つことが非常に重要ではないかと思います。

それで、きょう皆さんにご紹介したいのは原崎百子さんと、それから作家の高見順さんのことです。高見順さんのお話を最初にして、そのあとに原崎百子さんのことをお話しします。

高見順さんのこと

皆さんは、高見順さんのことをご存じだと思います。非常に有名な作家です。高見順さんは一九〇七年に生まれ、一九六五年に五十八歳で亡くなりました。

高見順さんの父親は福井県知事の阪本釤之助《さかもとさんのすけ》で、この方の非嫡出子として生まれました。正妻ではない人の子どもでしたから、福井県で生まれましたが、そこで生活することができず、父親がいた東京に祖母と母親と一緒に出たのです。非嫡出子ということで、父親とはほとんど会う機会がなかったといいます。母親は父親から月に十円もらって、針仕事をしながら順さんを育てました。高見さんは、自分は父親に捨てられたと思っていて、心に大きな傷を負っていました。父親の正妻には子どもが何人かいましたが、その人たちと死の間際まで会うことがありませんでした。非常につらい人生を送ったわけです。

高見さんは秀才で、府立一中、そして一高に行き、東大へ進みましたが、当時はマルクス主義が非常に盛んな時代で、一高にいたときにその影響を受けます。左翼に加わったわけです。そのころの友人の中には、非常に宗教的な人がいました。東京神学大学で教鞭をとった井上良雄さんも、一高の時の友人でした。

高見さんが病気になったときに、井上さんが彼のところへ行き、信仰の話をします。「イエス・キリストは十字架の上で私たちのために亡くなり、三日目によみがえられた」と。高見さんはこれを聞いて、井上さんのことを褒めたそうです。自分はマルクス主義に走り、これに人生をかけてきたけれども、井上さんは宗教の中に本当のものを求めようとした」と。井上良雄さんは何回もお見舞いに行きましたが、高見さんは最後までクリスチャンになりませんでした。

高見順さんは『高見順 闘病日記』という本を書いています。これは、闘病日記の中では稀有な作品です。闘病記はたくさん出ていますが、その中でも特に優れた内容のものです。高見さんは自分の心を赤裸々に表現しています。たとえば、作家の仲間たちの暴露記事のようなものも書いています。普通でしたら書けないことを、高見さんは書きました。闘病記も、癌で亡くなる前まで、ベッドの上で大学ノートを胸のところに置いて、記しました。それがもうできなくなると、奥さんに口述させました。最後の最後まで闘病日記を書き続けるのです。そういう人でした。その内容をいくつか紹介します。

自分は放蕩三昧の私生活をしてきた。夫婦生活で妻を悲しませた。政治的運動では左翼に走って最後は挫折した。文学者として不十分な仕事しかできなかった……。自分の歩みを非常に後悔していることが読み取れます。

苦しい闘病生活の中で、高見さんは非常に多くの宗教書を読んでいます。私たちクリスチャンでも、あんな専門書は読まないのではないかというようなものを取り寄せて読んでいます。親鸞のもの、内村鑑三のものも読んでいます。もちろん、井上良雄さんのものも読んでいます。鈴木大拙のものも読んでいます。彼は、救いを求めています。それでも、宗教に入りませんでした。どうしてでしょうか。

「私は父《てて》なし子として育ち、片輪《（ママ）》の家庭で育ったので、どこか精神的に片輪《（ママ）》だということが感じられる。……わが身をかえりみて、私は父を知らず、父の死に目にも、そして母の死に目にも会うことができず、親子のえにしのうすい人間だということをつくづく感じた」（『高見順 闘病日記』上、岩波書店、二八一～二八二頁）。

「私の母は小さな暗い部屋で朝から晩まで一所懸命に賃仕事の裁縫をしていて、雨だからとて私を小学校へ迎えに来てくれたことなど一度もない（幼稚園など私は行ってない）」（『高見順 闘病日記』下、岩波書店、二八九頁）。

高見さんは、父親から捨てられた、人から捨てられたという感覚を強くもっていました。大学生の時に彼は、石田愛子という女性と同棲します。

「私は愛子に、すまない気持でいる。愛子との間に、子供ができたとき、非合法運動に熱中していた私は、子供など持てないと言って、おろさせた。当時、堕胎は有罪行為だった。誰の紹介だったか忘れたが、明治座の前の病院にムリに入れて、子供をおろさせた。……彼女の心をすさませたのは私である。非合法運動への献身が、家庭のことなどかまわない私にさせていたのだ。……愚かな私であった」（同書、上、二六四頁）。

「昨夜、妙な、いやな夢を見た。石田愛子の夢である。死んだ愛子がまだ生きていて、どこかの劇団の下積み女優をやっている。それにやっと役がついた。やっと報いられたと彼女は大喜び。ところが、いざ稽古となると——脳バイドクのために出演不能。後頭部あたりに大きな腫瘍、髪の毛が四谷怪談のお岩みたいにズルズル抜け落ちて行く——。……酒のたたりで何年か寝たままで遂に死んだ石田愛子の、その生前の荒廃には、私も責任がある」（同書、下、一五七頁）。

ふしだらな生活を送った自分を責めています。皆さんご存じかもしれませんが、高見恭子という女優さんがいます。彼女は高見順さんの娘さんです。高見順さんは自分が非嫡出子であり、そのことの苦しみを知りながら、恭子さんは非嫡出子として生まれます。高見順さんはそのことに罪責感をもつのです。自分が苦しんできたことを、恭子さんにも味わわせたからです。そういう苦しい状況の中で、高見順さんは宗教に救いを求めます。けれども、彼をどうしても宗教に入れさせなかった理由があります。それは、宗教が、一旦自分を捨てて神にゆだねるということを求めているからです。一旦自分を捨てるということに、高見さんは大きな恐怖感を抱きました。なぜなら、裏切られた経験があったからです。彼は何度も言います。父親から受け入れられなかったことを。そしてマルクス主義が自分を救わなかったことを。高見順さんが勤めに出て少し経ったときに、警察に捕まってしまいます。大森の警察の留置所に入れられたときに、警察官から言われます。「おまえはそんなことをしていたら、必ず命を失う」と。そのとき高見さんは震え上がります。殺されるのではないか、と。それで、そのことを契機に、マルクス主義から離れていきます。自分が病気になったときに、何に頼ろうとしたかというと、やはり自分が関わってきたマルクス主義でした。けれども結局のところ、そこに救いがありませんでした。

自分のやってきたことに罪責感がいっぱいあるため、なんとかして救われたいと願います。それゆえ、井上良雄さんや、いろいろな人の本を読みあさったりしました。けれども、自分を一旦捨てて、神の手に自身をゆだねることが彼にはできませんでした。彼はこう記しています。

「『救い』は『かなた』から来る。『かなた』からしか来ないのである。『信心』により『帰依』により救われる。『かなた』から救われる」（同書、上、二五〇頁）。

その救いを受け入れる条件は、信心と帰依であり、信心とは神仏を十分に理解できないままで信じることである。帰依も理性的に納得できないままで、神仏に任せ切ることである。高見順さんは「信心」と「帰依」によって救われることに気づいたということです。

宗教には、確かにそういうところがあるでしょう。私たちは、神を全部理解しないまま、ゆだねることをするでしょう。ところが高見順さんにとっては、それが自分の成育歴のゆえにできないのです。そういった生い立ちの人には、宗教は非常に難しいものなのです。つまり、信心したり帰依したりすることは、裏切られた経験をもつ人にとっては、きわめて困難なわけです。

そして高見さんは、滝沢克己の『仏教とキリスト教』の、「ふつうの人間としてよくわかるということはどうしてもできないことを、わからないままでただ『信じる』という意味の、『信仰』とならざるをえない」という文章を引用した後、こう記しています。

「これは近代的人間の根本的態度と背反する。ここに『近代的人間の最も深いディレンマ』がある」（同書、上、二五〇頁）。

近代的人間は自立性を重んじ、自分が納得して信ずる姿勢を重視してきた。国家が情報を管理して民衆を無知に陥れ、国家を信じ込ませるという過ちを犯してきたことは、過去の歴史を見ても明らかである。近代的な人間であるということは、国民一人ひとりが自らの考えで判断する自由を尊ぶ姿勢である。そのように高見さんは考えていました。

確かに近代的人間は、自分が理解し、そして自分で判断します。けれども宗教はそうではありません。理性でわからないままでも、自分をゆだねます。こうしたところも、高見さんが宗教に入ることを困難にしました。

高見順さんは信仰をもつことなく、亡くなりました。本当に不幸であったと思います。けれども、スピリチュアルケアの立場からすれば、アプローチの仕方が違うように思います。「苦しいですね。だったら、一緒に考えていきましょう」と、高見さんに寄り添い、彼のペースで歩むことができます。高見さんの悩みを、寄り添いながらケアするという姿勢がどこかであれば、もう少し違った結果になったかもしれません。スピリチュアルケアの一つの意味はそのあたりにあるのではないかと思っています。

原崎百子さんのこと

もう一人の方を紹介します。それは原崎百子さんです。

原崎百子さんに、『わが涙よわが歌となれ』（新教出版社）という闘病記があります。この闘病記は、私の知るかぎりで、宗教的な闘病記の中で、最も良いものの一つです。原崎百子さんはこの本の中で、国際基督教大学（ＩＣＵ）に行っていたときに、スイスから来ていた神学者エミール・ブルンナーの影響を受けて、クリスチャンになったと記しています。その後、原崎清さんと結婚して牧師夫人になります。ところが彼女は癌になってしまいます。癌であることを彼女は夫から告げられます。「君は癌だよ」と。彼女はびっくりします。その次の日から日記を書き始めます。闘病日記を書き始めるのです。本の中にこう書いてあります。

「これはお母さんの、一人の女性として、清の妻また同労者として、そして一人のキリスト者としての、死を見つめた記録なのだから、ここで私は自分をかざる気もないし、本当の自分を刻んでおきたいと切に願っている。それに蛇足だけれど、こういう状況で人はどんなことを経験するものなのか、私の自分を見つめる心理学的興味もなくはない。とにかくここには、その時々のありのままを書く。出来る限り正直に」（一七頁）。

さらにこう書いています。

「お母さんは、強い人間ではありません。弱い人間です。でもその弱い人間が強くされている。こんな嬉しいことってあるでしょうか？　だからお母さんは、明るい明るい気持なんです。そしてそういう大きな神様の愛の計画の中で、お母さんは生まれてきたし、育ってきたし、そして、桑名にきたし、ここで働いたし、お父さんと二人で力を合わせて生きてこれたし、……だったら、これから先、お母さんに起こってくることも、神様の大きな計画の中の、愛の計画の中の一つひとつでしょ。お母さんは、聖書の中に約束されている、イエス様が成し遂げて下さった罪の贖い、赦し、そして死からの甦えり、永遠のいのち。お母さんは、それを信じています。そういう信仰。神様からいただいている愛と、そしてそれを信ずる信仰と、そしてそれがあるからこそ与えられる希望とを、お母さんは今、持っています。ほかの人と比べてもっと強く持っているとか、そういうことじゃない。お母さんはお母さんの一生の中で、今いちばん強く、激しく、そのことを思っています」（一八三〜一八四頁）。

こうも記しています。

「今日という日を、つまり『一九七六年六月二十八日』という日を、ここに明記しておきたい。今日は私の長くはない生涯にとって画期的な日となった。私の生涯は今日から始まるのだし、これからが本番なのだ。私は今本当に正直にそう思っている。今日をそのような日にしてくれた清に、その勇気と決断と愛とに、どんなに感謝していることか！　それは清の愛であると共に、私への信頼と誠実とであって、私は清に一人のキリストを信ずる女性としてこのようにも信頼されたことを誇らしくさえ思っている。しかしそれは単に私への信頼といったものでないことはもちろんであって、私たちが共に望みをおいているキリスト・イエスへのゆるがない信仰に基づいている」（一四頁）。

また、こうも書いています。

「主よ　私をつかんで離さないで下さい
もし私が主にすがるだけならば
私の手の力の萎《な》える日に

私はどうしたらよいでしょうか
主よ　私を見守りつづけて下さい
もし私が主を仰ぐだけならば
私の気力の尽き果てる日に
私はどうしたらよいでしょうか
主よ　この肉体からにじみ出る
私の祈りをお聞き下さい
もし私の口の言葉だけが祈りならば
やがて私の意識の混濁《うす》れる日に
私はどうしたらよいでしょうか
主よ　私のゆだねまつる私の一切を
み手にとって受け入れて下さい」（一〇二～一〇三頁）

ここには、原崎百子さんの信仰がよく表れていると思います。私たちは言葉で祈ります。けれども原崎さんは、それはいつかなくなってしまうかもしれないので、そのときに、自分を救い上げてください、と言うのです。これが原崎さんの信仰だったと思います。信仰によって困難を乗り切ることができる、安心して生きることができるのです。けれども、信仰だけが強調されると、高見順さんのような、そこに入れない人がいます。どうしたらよいのでしょうか。そういう課題が私たちに投げかけられているのではないかと思います。

2 宗教的ケアの領域とスピリチュアルケアの領域

私は、宗教はスピリチュアルな資源の宝庫だと考えています。けれでも、そこに入れる人と、入れない人が現実にはいます。たとえば、マタイの福音書一九章二四節に、「金持ちが神の国に入るよりは、らくだが針の穴を通るほうが易しいのです」という言葉があります。あの時代にも、イエス様について行けない人がいました。それが現実です。ではそうした現実に私たちはどう対応したらよいのでしょうか。それが私たちに突きつけられている課題ではないでしょうか。宗教に入っていることの素晴らしさと、それでもそこに入れない人がいるという現実に、私たちは真正面から向き合わなければなりません。そうするときに、スピリチュアルケアというアプローチは、有効なのではないでしょうか。人はみなスピリチュアルな存在です。それゆえ、スピリチュアルケアはすべての人に対応できるはずです。

スピリチュアリティは、宗教だけでなくて、いろいろなものにある、と私は考えています。自然がもっているスピリチュアリティというものがあるのではないか、と。自然では、四季が循環しています。皆さんご存じの本『葉っぱのフレディ』（童話屋）もそうです。あれは輪廻の思想と言えるでしょう。神と言わないまでも、宇宙の法則が働いているという考えがそこにあります。人間を超えた大きな法則が私たちを生かしており、それに触れるときに、私たちの心が癒されるように思います。この地は混沌に見えても、その背後に宇宙の法則が働いています。それは私たちにとって一つの慰めです。どんなにつらいことがあったとしても、春はやってきます。夏がきます。そういった私たちを超えた何かが、私たちの生命を支えているという感覚です。

それから、風土や風習、習慣といったものがもっている癒しの力があります。アフリカのガーナへ行ったことがありますが、そこでの学会の発表者が「アフリカン・スピリチュアリティ」（African spirituality）という言葉を使っていました。私は最初、そのアフリカン・スピリチュアリティという言葉の意味がよくわかりませんでした。「アフリカ人の霊性」ということでしょうか。何かお化けのような、土着の精霊のことを言っているのかと思いました。けれども、話を聞いているうちに、そうでないことがわかりました。アフリカン・スピリチュアリティは、アフリカ人のアイデンティティー（自己同一性）のことを言っていたのです。

神戸改革派神学校のスピリットは何か、と言われたら、それはどういうことでしょうか。アイデンティティーのことを言っていますね。神戸改革派神学校のアイデンティティーということです。つまり、スピリチュアリティという言葉は、アイデンティティー、自己同一性として理解することができるのです。私のスピリチュアリティとは、私が私であるための根本にあるもののことです。たとえば、私たちが自分の田舎に行くと、どこかホッとするでしょう。ああ、自分のふるさとに帰って来たという感じがするでしょう。そこに自分のアイデンティティーがあるからです。自分の育った環境がその人の精神のあり方をつくっているのです。私たちのスピリチュアリティに共鳴するスピリチュアリティがある、と考えることができるでしょう。そうであれば、スピリチュアリティは、非常に幅広く考えることができるでしょう。

宗教だけが私たちのたましいを癒すわけではなく、自然や風習も癒してくれます。今、新しくホスピスを建てるときには、可能なかぎり中庭を備え、小さくても池を作ったりします。自然をそこに取り入れようとするわけです。人間も自然の中の一つだからです。そういうことを私たちが意識することで、患者さんの傷ついた心を癒すことができるのです。

スピリチュアルケアは、終末期の患者さんだけでなくて、一般病棟の患者さんに対しても行われています。また、教育現場の中でも考えられています。介護の中でも取り入れられています。仕事に疲れを覚えている人たちに対するスピリチュアルケアも。つまり、そこで言われている中心は「癒し」です。別の言葉で言えば、先にも述べたように、「自分を取り戻す」ことです。自分を「回復する」ということです。自分を回復することを、このスピリチュアルケアは目標としているのです。繰り返しますが、宗教とは違います。宗教は前に言ったように、救済を目標とします。そして、罪ある人間がすべての罪を赦されて、神の子と認められることを語っています。元の状況に戻して自分を元気にするのがスピリチュアルケアです。そこでは罪などということは言いません。スピリチュアルケアは宗教よりも間口が広いと言えます。自分の罪責感に苦しんだ人には、宗教が告げる救いはまさに福音と言えるでしょう。ここに救いがあり、真実があり、愛があるからです。

ですから、目の前にいるその人が何を求めているかに私たちが気づいて、それに応えたらよいと思います。こちらが何かを押しつけるのではなくて、その人が求めているものに答えていく、その人に仕えていく、それがスピリチュアルケアです。神に仕え、人に仕えることが、私たちクリスチャンに求められていることではないかと思うのです。

仕えるというのは、一回限りで終わりとはならないでしょう。宗教であれば、「これが福音です」と語って、答えが示されるかもしれません。スピリチュアルケアでは、その人が自分で答えを見つける必要がありますから、いつまでも寄り添っていくことを大事にします。スピリチュアルケアに何が必要かといえば、一つは忍耐です。そして、もう一つは、その相手の人を信じることです。その人は、神様のまなざしの中で必ず立ち上がってくると信じることです。さらにスピリチュアルケアに必要なもの、それは愛です。思いやりです。忍耐、信じる心、愛、思いやり、これがスピリチュアルケアにはどうしても欠かせません。それを欠いたならば、スピリチュアルケアはできないのです。

3　ディスカッション

　ここで、皆さんの心に残ったこと、あるいは疑問に思ったことなどを分かち合っていただきたいと思います。Hさん、いかがでしょうか。

H　ご講演をありがとうございました。神学生は夏の間に夏期伝道で、それぞれ教会に派遣されて様々な方と出会います。その出会った人たちにどうやって接していけばいいのだろうかと思いながら、今回のお話を聴いていました。私の中でいちばん心に迫ったのは、先生が最初の講義で言われたことで、人は赦されて生きたいのである、ということでした。「赦されたい」というのは、私の理解では、「愛されたい」あるいは「つながっていたい」

ということだと思います。きょうのお話をお聴きして、相手の人とともにかくつながり、寄り添っていきたいと思いました。ありがとうございます。

窪寺　寄り添っていくときに、忍耐や信ずる心、愛や思いやりが必要であると述べましたが、Ｈさんご自身は、何が大切だとお思いですか。

Ｈ　夏休み中に人々と出会うなかで、いつも心に迫ってきたのは、イザヤ書四三章四節の「わたしの目には、あなたは高価で尊い。わたしはあなたを愛している」という御言葉でした。出会ったその人は、神様がお創りになった存在だと信じて、寄り添い、つながり、愛することになるのだなあ、と思いました。出会った人たちは、残念ながらその後、礼拝に来てくれませんでしたが、それでも求めておられるので、寄り添い続けたいと願っています。

窪寺　Ｈさんは、もう卒業なさるのですか。

Ｈ　いいえ。まだ二年生です。

窪寺　二年生ですか。「寄り添いの神学」をつくったらどうでしょうか。北森嘉蔵さんは「神の痛みの神学」を説かれました。「寄り添いの神学」は、どんな聖書箇所が該当するでしょうか。必ずそういう箇所があるはずです。繰り返しになりますが、「宗教的なケア」は、最終的にはその人が信仰を受け入れて生きることを目標とします。でも、「寄り添い」は、必ずしもその人が受け入れなくても、そうするでしょう。その人のことをどこまでも追いかけていくでしょう。そういう神学もあるのではないでしょうか。「人間を探し求める神」という神学ですね（参照、A・J・ヘッシェル著、森泉弘次訳『人間を探し求める神——ユダヤ教の哲学』教文館）。

H　牧師はやはり、「待てること」がとても大切だと思います。夏期伝道の間に、何十年も教会に来なかった方がいらっしゃったのです。そのときに、この人はずっと神様とつながっていた、神様は手を離しておられなかったと思いました。

窪寺　見捨てない神ですね。ぜひこのテーマで卒業論文を書いてください。私は個人的には、「慰めの神学」が必要だと思っています。今日、非常に求められていると感じます。傷つき、自らを失いそうになっている者を慰めてくださる神を、神学として扱う必要を覚えています。Hさん、ありがとうございます。

Iさんはいかがでしょうか。

I　冒頭に、「こんなになっても生きていなければならないのか」という癌の患者さんの言葉がありました。いま私は、認知症の父と一緒に暮らしながら神学校に通っていますが、最初は聴講生として来ました。三年前に母が天に召されて、その後に父と暮らすようになったきっかけが、その父からの言葉でした。一緒に生活するにしても、私には仕事もあり、平日、父を見ていられないので、デイサービスに通わせる必要があります。ところが、その段になって、「デイサービスは嫌。なぜデイサービスに行かなければいけないのか」と言うのです。そして、「デイサービスになくて、幼稚園にあるものは何かわかるか」と聞かれました。全然わからなくて、「何か」と聞いたら、「夢と希望だ」と言うのです。その言葉にとても打たれました。それで、そのときに就いていた仕事を辞めて、神学校と教会と父との生活を選び、今日に至ります。お話をうかがっていて、これまで父と暮らしてきたことは決して間違っていなかったのだという気がして、とても嬉しくなりました。

窪寺　今、お父様と一緒に暮らしていて、どんなことが大変ですか。

ー　耳が聞こえず、そして認知症のために、左目がおそらく見えていないので、意思疎通が難しいことです。家族で、交代交代で父の面倒を見ていますが、表情を読んで喜怒哀楽を判別しなければならず、そこに難しさを覚えます。

窪寺　お父様の姿の中に神を見るのは難しいことでしょうか。

ー　いいえ。一緒に暮らしていて、父の言葉が変わってくることに、非常に驚きました。一緒に暮らす前はずっと「寒い、寒い」って言っていました。真夏の三〇度に暖房を入れていても、「寒い、寒い」と言っていたのです。理由が全くわかりませんでした。ところが、一緒に住むようになってからは全く言わなくなりました。それで、寒いのではなくて、寂しかったのだと理解できました。一緒に過ごしてみないとわからないことが本当にたくさんあるのですね。創世記に、人間がこの世界を神様から託されたことが記されていますが、父との生活は神様から預かったものであるという気持ちが今、強くあります。

窪寺　その言葉は本当に慰めになります。「恵みとして預かっている」という言葉です。家族みんなが協力してくださっているのですね。どうもありがとうございます。本当に良い証しを聞かせていただきました。

Jさんはいかがでしょうか。

J　ご講演をありがとうございました。感想と質問を何点かいたします。私は、この四月に入学しましたが、その前は福祉職に就いていました。社会福祉士・精神保健福祉士として、高齢の方や、精神障がいのある方の支援をしておりました。先生のお話の中に、私が福祉で働いていたときに学んだことがたくさん出てきて、そのことを思い出しながら、共感を覚えつつ聴いていました。

一つ前のご講演で、「垂直の関係」と「水平の関係」のお話をなさいましたが、水平の人間関係においては、最終的なゴールがどうしても適応になってしまうというのは、的を射ていると思いました。私もクリスチャンとして社会福祉職に召されているという思いで仕事をしていました。聖書のメッセージを直接語れなくても、その人のあるがままを受け入れて支えることが私に与えられた使命だと思っていました。けれども、この社会にはその人のありのままで受け入れることを許さないところがあって、そこに横たわっている現実の問題の前において、最終的に何らかのかたちでその人が「社会」という枠にねじ込まれていき、その人自身が変わることを強いられています。そうしたディレンマを感じ、聖書のメッセージを語らずに支援することの限界も感じていました。それで今回、垂直の関係、つまり神様に目を向けていくところにしか、私たちのたましいの慰めや救いはないことを、わかりやすく示していただき、本当にそうだなと思いました。

それから午前中の講義で、ある意味で医者が匙を投げざるをえないような状況に置かれた方に、最後の切り札のような役割が私たちに与えられていること、それはその方にとっての希望になりうること、私たちの一言一言が大きな責任を伴ったものであること、そうした責任感をあらためて覚えさせられました。いざそういった局面になったときに、自分がきちんと神様の前に歩んでいる延長線の中で、しっかりと語ることができるように祈り求めていく必要を感じました。その場になって、適切なことが言えるかといわれたら、取り繕ったことしか言えないように思いますし、自分のこれまでの経験においても、語るべき言葉が見つからなかったことがたくさんありました。神様と自分との日ごろの関係の中でつくりあげられて、自分自身が変えられていくということを感じました。

それで質問ですが、先ほどの講義で、宗教的ケアとスピリチュアルケアとを対比的に語っておられたと思います。宗教的ケアには強制的な面があり、スピリチュアルケアには、寄り添いや待つという面があるとおっしゃいました。私自身、ソーシャルワーカーとして働いていたので、寄り添うことを自らの生き方のスタンスとして大事にしていきたいと考えていますから、そのスピリチュアルケアの価値観に非常に共感するところがあります。ただ、少し言い方は悪いのかもしれませんが、スピード感にかける部分があるのかなと思ったりします。私たちがそういう方を目の前にしてどういう言葉をかけるかということとともに、その方の救いに対する切迫感や危機感も念頭に置いて関わらなければならないのではないかと思います。特に、死を前にした方との関わりにおいては、そうしたことを強く意識しておかないといけないのではないか、と考えますが、いかがでしょうか。待っているだけで、それではたしてその到達点までたどり着けるのでしょうか。また、スピリチュアルケアの最終的な目標点が少し見えづらいように思いました。その方がイエス様と出会うかどうかで、人生が決まってしまうわけですが、そこについてはいかがでしょうか。ときには押し出すことも必要ではないかという気がします。その点については、どうお考えでしょうか。

窪寺　Ｊさんは非常に大切な問題を提起してくださったと思います。本当にありがとうございます。スピリチュアルケアは寄り添い型ですから、ご指摘のあったように、目標がそれほど設定されていないのです。ケアする牧師には、祈りの中で目標が設定されているでしょう。しかし、特定の目標と目されたケアには、どうしても強制する点や方向づけをしてしまう危険性があります。患者さんの中には非常に敏感な方がいて、強制や方向づけを本当に嫌います。特に、信頼関係ができていないときは、マイナスの結果になります。その人に寄り添うことで、生命の質（ＱＯＬ）がいくらかでも良くなればよいという選択です。そのため少し不安をおもちになるのではないかと思います。その人が救われて、いのちを得るかどうかというのがＪさんにとって非常に重要なテーマだからですね。

Ｊ　そうです。それが、聖書が私たちに教えている使命であると思います。

窪寺　私も、聖書はすべての人がイエス・キリストの福音に来ることを願っていると思います。その目的のために私たちが招かれて、その使命を果たそうとしています。現実には、すべての人がクリスチャンになるわけではないでしょう。「金持ちが天国に入るよりも、らくだが針の穴を通るほうが易しい」とあるように、イエスの時代にも信仰をもたない人がいました。それについてはどうでしょうか。

Ｊ　それはそうだと思います。神様があらかじめ定めておられるご計画に従って、人は救われると思います。けれども私の理解では、「語り続けなさい」という神様からの言葉があり、「わたしの羊はわたしの声を聞き分ける」という言葉も書かれているので、私たちが語って、その中から神様の選びの中で救われる方が起こされるのかなと思うのです。

窪寺　私はJさんの考えに反対しているわけではありません。ただ現実として、高見順さんのような人たちに宗教者が関わったにもかかわらず、信仰に入ることはありませんでした。高見順さんのケースを見ると、キリスト教信仰に入れないことに彼自身が悩み苦しんでいたことがわかると思います。キリスト教が求める悔い改めという儀式が彼をつまずかせたとは言えないでしょうか。私は、キリスト教信仰に入れない人の立場に立つと、入れないことによって苦しみを与えているとさえ思うのです。そうした人たちは信仰したいと思いながら、その道に入れませんでした。そういったディレンマを彼らは抱えていました。私は、そのディレンマや苦悩への配慮を考える大きさをキリスト教はもっていると思います。スピリチュアルケアは、その人の立場に立って寄り添うわけです。見捨てないのです。スピリチュアルケアはそういうケアであるということを、今回ご紹介したいのです。ですから、宗教的なケアが間違っているとは、私は全く考えていません。救いに導かれたら、どれほど素晴らしいかと思っています。それでも現実には、そうでない人もいます。そのときに、それは「あなたの自己責任です」といって突き放すのかといえば、そうではなく、それでもなお寄り添っていくということです。それゆえ、Ｋさんがおっしゃるように、スピリチュアルケアには目標がなく、時間がかかるという印象をもたれるのも当然です。ただ、無理やりその人に水を飲ませることはできません。

Ｊ　それはもちろんそうだと思います。その方との関わりの切り口、一つの手法としてそういうことがあるでしょうし、繊細な状態の方に対しては、そういうことを心に置いて関わりをもちたいと思います。

窪寺　癌の患者さんに福音を語り伝えていくことも自分たちの使命である、という意識をもつことに私も同感です。それでも、私たちが伝えることのできない人もいます。あくまでもその人が主役ですから、その人が満足のいくようにお手伝いすることが、私たちにとって「仕える」ということではないでしょうか。Ｊさん、貴重なご意見をありがとうございます。このような対話ができることは、非常に有益な機会であると思います。

Ｋさんはいかがでしょうか。

Ｋ　私は韓国から来た一年生です。率直な意見を述べられた先輩たちを見て、私も勇気を出してお話しします。先ほどの講義を聴きながら、個人的に気になったことがありました。宗教的ケアとスピリチュアルケアと、先生は二つに分けて語られましたが、私は小さいころから、クリスチャンにとっては、キリスト教は宗教ではないと教えられてきました。

一般には宗教といえば仏教などもあるけれども、私たちにとってはキリスト教だけが真理であり、これを宗教と言うのは違う、と。それで、「宗教的ケア」という言葉がずっと気になっていました。神学校の講義ですから、私はこれを「キリスト教的ケア」、あるいは「福音的ケア」としたい気持ちでいます。

先ほど先生が、スピリチュアルケアには目標がないとおっしゃいましたが、私たちはキリスト者であり伝道者なので、Jさんも少し意見しておられたように、ケアが私たちの目標ではなく、ケアを通して、その人が究極的な目標へ行くことだと思います。それを通して救いに導かれるケアについての内容ではないかと思って聴きに来ました。スピリチュアルケアや寄り添いは上から目線ではないということですが、寄り添うとか、相手を傷つけてはいけないといったことに、あまりにも気を取られてしまうと、結局のところ福音を積極的に伝えることができないのではないでしょうか。私の印象では、福音を伝えることに非常に消極的な感じです。神様はこういう方だと言うだけでなく、自分の救いの経験をお話しすることも伝道の一つではないかと思います。そういう意味で私はもう少し福音的にアプローチする必要を感じるのですが、いかがでしょうか。

窪寺　勇気を出して、質問してくださったことに心から感謝します。こういう場で質問することを躊躇するのは当然のことです。お尋ねくださった質問は、宣教論では非常に重要なテーマです。ありがとうございます。もう少し積極的に福音を語ったらよいのではないかということですね。私はそれに全く反対しません。ただ、日本の文化は宗教に対して非常に懐疑的で、警戒心さえもっています。そうした文化状況の中で、宗教を前面に出せば、おそらく最初から拒否反応を示すことでしょう。こちらが素晴らしいメッセージをもっていても、いくら伝えようとしても、伝わらないでしょう。警戒心を取り去って、信頼されて初めて語ることができるのが現実です。そういう不信の時代ですから、スピリチュアルケアは、一つのアプローチになると私は感じています。

今お話しくださったもう一つの点ですが、韓国ではキリスト教が日本よりもずっと文化になっていると思います。それで、スピリチュアルケアは「キリスト教カウンセリング」とかと言い換えたほうがよいのではないか、というご意見だったと思います。そのことはわかります。キリスト教への信頼があれば、私もキリスト教の福音をもっと大胆に語ることができます。そうすべきだと考えます。ご自分の立場を大切にしたらよいと思います。日本の文化をそのまま韓国にもっていっても、役に立たないことがあるかもしれません。逆に韓国のものは日本では強すぎる、という感じになるかもしれません。それは、文化と宗教の違いが大きく関わってくるように思います。よろしいでしょうか。ご意見をありがとうございます。

さて、Lさんはいかがでしょうか。

L　私も一年生です。先生の貴重なお話、本当にありがとうございます。自分も昔、似たような経験をしたので、それを思い出しながら聞いていました。質問としては、私もそうでしたが、先生がそうした人たちと接するときに、忍耐と愛が必要で、ときにはとても疲れて、霊的にダウンなさるときもたくさんあるだろうと思います。そんな状態でも、ケアはできるのでしょうか。

窪寺　良いご質問ですね。ケアする人自身はどこでケアを受けるのかということですね。これは非常に大きな課題です。「ケアする者がケアを受ける」という課題です。ケアする人は非常に疲れます。忍耐も求められます。その人たちがケアされないままでいれば、バーンアウト、燃え尽きてしまいます。ですから、ケアする人たちが、自分のケアをどこで受けられるかが非常に重要です。そんなご質問であったと思いますが、それでよろしいでしょうか。

窪寺がどうしているかというと、私は教会が好きな人間です。教会が好きで、教会へ行って、そこで癒されています。教会の礼拝は説教だけではありません。礼拝には神様のご臨在がある、聖霊が働いておられる、と私は信じています。それで、説教とともに、そこに来ている人たちの信仰に支えられて、癒されていくように感じるのです。

そして、愛の交わりが教会の宝だと思います。神様によって生かされている教会の方々を見ると、私は「ハレルヤ」と叫びたくなります。教会には神様のいのちが満ちています。

私はサンフランシスコの日系人の教会で伝道した経験があります。そこへ行ったのは一九八九年です。英語のわからない家族をアメリカへ一緒に連れて行きました。教会には、高齢になっていましたが、まだ日系人一世の人たちが数名おられました。もう耳が聞こえない方々もおられました。一世の人たちは家族に支えられて、礼拝に来ておられましたが、説教の声は聞こえませんでした。それにもかかわらず、来ておられるのには理由がありました。クリスチャンの交わりの中にいることの喜びを知っておられたからです。みんなと賛美を歌い、みんなで祈り合う。その中に自分が加えられていることの恵みに触れて、心は癒され、天国への希望を確信できるのです。ですから、私にとっては教会が大きな癒しの場なのです。

もう一つ、私は家族が大好きです。家族によって助けられています。家族が私を助けてくれています。ですから、牧会者は良い家庭をもつことがとても重要だと思っています。そこで癒されていくからです。教会の中でいろいろなことがあっても、家族は自分の城です。そこでは、みんなが温かく関わってくれるので、癒されるわけです。

それから、自然と触れ合うこと、あるいは祭りなどに行くことも癒しになります。祭りに行くと、なんか自分のふるさとに来たような感じがします。そうしたことを通して、私たちのスピリチュアリティを養い育てていくことが必要だと思います。

音楽、それから詩などに触れることでも、私たちのスピリチュアリティは育てられると思います。スピリチュアリティは宗教よりも大きな概念ですが、中核は私たち自身を取り戻し、強め、育てて、神への賛美と人々への奉仕の原動力となるものであると信じています。

皆さんのご協力に心から感謝を申し上げます。温かいご協力によって、ここが刺激的な場となり、疑問に思っている質問を率直にしてくださったことで、心に押し込んでいた疑問を解決する癒しの場となったことと思います。皆さんの真剣で誠実な対応に心から感謝申し上げます。本当にありがとうございます。

第4章　スピリチュアルケアの実際

1　スピリチュアルケアの援助者

昨日、皆さんと一緒に時間を共有させていただいて、私はたいへん嬉しく思ったことがあります。それは、学生さんたちが福音をしっかり握っておられるということです。そして、ここにおられる方々の献身の思いを非常に強く感じました。それで、日本の教会は大丈夫だ、という印象を強くもちました。

私たちにとって重要なのは、キリストの愛の福音を伝えることです。私たちは、福音とは何かということ、福音の本質を明確に理解しておく必要があります。何を語らなければいけないのか、何を伝えないといけないのかを、しっかりと理解しておくことです。それと同時に、どんなに素晴らしい福音をもっていたとしても、伝わらなければ問題です。私たちは伝達の方法を意識しなければなりません。私たちに与えられたせっかくの恵みが伝達されていかなければ、それは残念なことです。

これまで申し上げたスピリチュアルケアは、その一つのアプローチ方法として有効ではないかと私は考えています。これが絶対的な方法であるなどとは思っていません。ただ、確かに非常に良い伝達方法です。その相手の人を主役とし、その人からの話に耳を傾けながら、福音を伝えようとするときに、その人に必要なものを伝えられるのではないでしょうか。

私たちは神と人に仕える者です。その私たちがどのようになれば福音は伝わっていくのでしょうか。これまで皆さんと共有したのは、この福音をどれだけ自分の体験として知っているかということの重要性でした。頭だけの知識でなくて、福音がどれだけ自分に受肉しているか、生きた力となっているかが、きわめて重要であるということです。それで、これからスピリチュアルケアの援助者の問題について考えていこうと思います。

福音を伝えるのは、牧師、そして信徒の方お一人お一人です。この人たちがツールになります。道具になります。伝達のツールです。では、私たちはどんなツールになったらよいのでしょうか。

私はアメリカの神学校を終えたときに、ユナイテッド・メソジスト教団の牧師採用試験を受けました。試験を受ける申請書類の一つに、メンタルが健康であるとの証明書が必要でした。私は教団から五〇ドルいただき、臨床心理士のところへ行かされました。その教団では、牧師のメンタルが健康な状態であることを重視していました。私はそれにパスしましたが、パスせずに教団に入れない神学生もいました。

牧師が精神的に健康であることは、アメリカに限らず、どこの国でも共通の課題だと私は思います。精神的に健康でなければならない理由は、自分が健康でないと、人を傷つけてしまう場合があるからです。たとえば、牧師が成育歴の中で大きな精神的な傷を負っていて、精神的に不安定になったり、人を愛することができなかったりすると、そのことが人に傷を負わせる原因となります。暴力をふるう親のもとで育っている場合など、牧会へ出たときに、そのことがハラスメントのような形で出てしまうことがあるからです。牧師として任命されれば、一つの権威が与えられるわけですから、その権威と心の傷が一緒になって、信徒に対して高圧的に関わろうとすることもありえます。ですから、私たち牧師は、福音をしっかり理解すると同時に、伝えるにふさわしい者になっているかどうかを吟味する必要があるわけです。

まだ自分の中の傷が癒されていないとしたら、その人はもう絶対に牧師になれないかといえば、そんなことはありません。その問題と一度しっかりと向き合い、それを解決して、あらためて試験を受けるのです。

ヘンリ・ナウエンの書いた本で、『傷ついた癒し人』（日本基督教団出版局）があります。癒し人自身が傷を負っているからこそ牧会ができるといいます。ナウエンがイェール大学にいたときに一緒に生活していたという方とお会いしたことがありますが、ナウエンはうつ病を患い、非常に傷ついていたということです。それだからこそ福音の深さがわかったというのです。しかし弱さや心の痛みを深く理解しているから、福音をしっかりと伝えられるかというと、それはまた別問題です。重要なのは、私たちが本当に伝達者となっているかどうか、その準備ができているかどうかを、しっかりと自分自身で意識していることです。

すべての人が健全な両親や環境のもとで育つなどということは、めったにありません。ほとんどの人が、不完全で問題のある親のもとで育っています。立派な牧師さんでも、そのお子さんからすれば、不足や欠点がよく見えるでしょう。牧師である父親が子どもたちを殴ったり、怒鳴ったりすることもあります。それでも、その父親は教会の講壇で愛のお話をしているわけです。子どもたちには、父親の真実の姿が見えているわけです。

重要なのは、自分が負っている心の傷、あるいは課題をどれだけ意識化して、それとしっかりと向き合い、対応しているかということです。意識化するというのは、自分の課題を自分の手の中にしっかりと収めるということです。自分の課題がここにあるということがわかれば、そのことをいつも意識していますから、それに振り回されずにすみます。突然、怒りが湧いてきても、これは自分が抱えている課題だとわかれば、一旦それを突き放して客観的に対応できるのです。問題は、それが意識化されていないことです。そうなると、滅茶苦茶なことをするようになるわけです。ほかの人には、そのことが見えます。「あの人は少し問題ですね」と。しかし本人は全く意識していないので、滅茶苦茶なことします。ですから、自分の課題がどこにあるかをしっかりと意識化することが、とにかく大切なのです。

ところが、その意識化はひとりではなかなかできません。そのため、多くの場合、スーパーヴィジョンを受けるわけです。スーパーヴィジョンはなかなか厳しい訓練です。私もアメリカで受けてきましたが、毎回、「それはあなたの問題だ」、「あなたは、自分の課題から目を避けようとしている」、「自分の課題を解決できるのは、あなた自身だ」と言われました。私は何人かのスーパーヴァイザーから訓練を受けましたが、いちばん怖かったのは、実存主義の立場に立つ臨床心理博士でした。私はその先生のところへ一年間通いました。先生は私の心の中を見て、「それはあなたの問題だ」と言うのです。こちらが英語で上手に表現できないと言うと、先生は、「あなたが言わなければ、私にはわからないではないか」と言ってきます。それで家に帰って来ると、心はもうズタズタになっていました。

心から血が流れている感じです。もうやめようとも思いました。何回も。けれども、帰って来てしばらくすると、その自分を労《いたわ》れるのは私しかいない。傷ついた自分がいとおしくなり、その傷ついた自分を労ることの大切さを学んだのです。私はその先生から、自分を大事にすること、自分を労ること、最後まで自分の責任で生きようとすることを教わったような気がします。そのことに気づいたときに、イエス・キリストが十字架で私のために血を流してくださった愛の深さを実感としてわかるようになった気がしました。イエス・キリストの流してくださった血が私の心の傷を癒すためには、どうしても必要だった気がしました。そして、自分のもっている課題を意識化し、それが私の課題だとわかってきました。課題をもつ自分を否定したりせずに、受け入れることができるようになりました。そうなると、ヘンリ・ナウエンと同じです。いろいろ傷はもっていても、それを通して福音がより深く理解できるのです。

ナウエンの著書は本当に私たちの心を慰めてくれます。私は一九六八年に神学校に行きましたが、そのときにナウエンの『傷ついた癒し人』が教科書になっていました。これを読んだときに、非常に慰められました。傷ついていても、それだからこそ福音が語れる。それだからこそ慰めが語れる。それだからこそキリストの愛がわかるのです。

ですから私たちは、自分の抱えている心の傷を明確に意識化し、そこに神様がどう関わってくださるかを、しっかりと受けとめたいと思います。そのときに私たちの心の傷は、神様の恵みを深く知る入り口となります。そのことを感謝することができるようになります。そして、弱さをもち、傷を抱え、痛みをもっている私たちは、神様の恵みを伝える器となるのです。私たちはきょう、自らが本当に神様の伝達の器になっているかどうかを一緒に考えてみたいと思います。

ケアの対象者と援助者の信頼関係

まず、ケアをする者と受ける者の間に必要なのは信頼関係です。信頼関係こそがカギとなります。

福音を伝えるときに、何が必要でしょうか。福音の本質をまず理解しなければなりません。それも体験として理解する必要があるでしょう。そして「神学」が必要でしょう。「ロゴス」が必要でしょう。では、ロゴスがあれば福音は伝わるのでしょうか。ロゴスだけでは難しいと私は思っています。「パトス」が必要です。「情熱」です。これは別の言葉で言えば「信仰」です。

神学は確かに必要です。それが自分の信仰となっていることも重要です。ただそれだけならば、相手に伝わりません。そこで必要なのがエトスです。これを「品性」と訳することができるでしょう。伝える人に神学がなければなりませんし、信仰がなければなりません。そして、その人の「品性」がなければ、福音は伝わらないでしょう。重要なのは、私たち自身がどれだけ品性を備えた者になっているかということです。品性のある援助者には、ケアの対象者との信頼関係が生まれてくるでしょう。説教者と、説教を聞く者との間の信頼関係も同様です。

もう一つ重要なのは、その人自身が良い意味で自分を信頼していること、良い意味での自信です。自己受容していることです。そして、神への信頼です。日本語には、「信頼」という言葉があり、「自信」という言葉があり、「信仰」という言葉があります。みんな「信」がついています。人への「信頼」と、良い意味での自分に対する「自信」と、神への「信仰」が私たちになければ、伝わらないと思います。

援助者に求められるもの

援助者、牧会者に必要なもの、それはまず「共感性」です。ケアを受ける人たち、信徒の方々が苦しんでいることをしっかりと受けとめる共感性です。どれほど牧師が素晴らしい話をしても、いろいろな課題に直面している信徒の人たちと距離があるなら、どうでしょうか。牧師が話していることと、聞いている人たちの間がつながっていることが重要なのです。

私は神学校時代、ジョージア州のアトランタで暮らしました。一九六八年で、ちょうどマーティン・ルーサー・キング・ジュニアが撃たれて死亡した時でした。マーティン・ルーサー・キングのいた教会がアトランタのダウンタウンにあります。エベニーザー・バプテスト教会ですが、そこには私も何回か行きました。日本から牧師さんが来られると、その教会へ行ってみたいと言われるので、よくお供させてもらいました。

二時間くらいの礼拝です。クワイヤがいくつもあって、最初はこちらのクワイヤが歌い始めます。年配の女性がタンバリンを叩いて賛美をリードします。それが終わると、今度はあちらのクワイヤが、それが終わると、向こうのクワイヤが歌います。その熱気は会堂を包み、全員に一体感ができ、大きな声で熱を込めて賛美します。礼拝を終えて、外へ出ると、私はフラフラしてしまいました。

私が行ったころには、キング牧師のお父さんが講壇に戻って来て、説教しておられました。お父さんはとても学問的な方でした。アトランタにはいろいろな教会があって、非常にインテリの人たちが行く教会もあれば、そうでない教会もありました。エベニーザー教会はその中間くらいだったように思います。キング・シニア牧師の説教は十分ほどで、礼拝のほとんどの時間は賛美でした。私はもっと説教を聴きたいと思いましたが、なぜそうなのかというと、そこに集うアフリカ系アメリカ人たちが置かれていた状況が関係していました。

一九六八年当時、アトランタから少し田舎へ行くと、綿花の畑がまだ広がっていて、そこでは黒人の人たちが働いていました。私は神学生として白人教会にも招かれることがありました。綿花畑を所有しているオーナーの人たちも教会員でしたから、礼拝後、私のような日本から来た神学生を、家に招いてくださいました。映画の『風と共に去りぬ』に出てくるような豪邸です。ところが、綿花の畑で働いている黒人たちが住んでいる家があって、それは小屋みたいに小さいのです。中をのぞいてみると、家具などほとんど置いてありませんでした。当時はまだ差別が残っていて、アフリカ系アメリカ人のほとんどが厳しい生活環境に置かれていました。その人たちにとって、自分たちの苦しみを神様に訴え、神様が見離さないことを覚えることを歌とするのが重要だったのです。それがアフリカ系アメリカ人の一般的傾向でした。牧師は抽象的な神学中心の説教ではなく、信徒たちの苦しみを理解し、共感し、それに応える教会を形成することがどうしても必要だと思いました。そうでなければ、人々が教会に来る意味がないからです。伝達の方法がいろいろあってよいでしょう。けれども、その人たちに共感するものであることが非常に重要だと思うのです。

共感とともに、「優しさ」、「思いやり」です。牧師が信徒のことをどれだけ思いやれるのか、その人たちの苦しみを、どれだけ自らの苦しみとして背負って福音を語っていくか、ということです。

それから、「信ずる心」です。信徒の人たちがどんな状況にあったとしても、牧師がその人を信じ続けることです。

いろいろな問題があって、教会にはもう行かないと言う人がいても、牧師は、「あの人は神様の子どもだから、神様のところに必ず戻って来る」と信じ続けることです。一旦は、いろいろな事情があって、来なくなってしまうかもしれません。けれども、その人はしっかりと神につかまれていると信じることです。誤解や行き違いなどがあっても、つらいこともあっても、神は私たち一人ひとりをつかみ、導いていてくださいます。見捨てることは決してありません。そのことを信じ続けることが牧師の役割だと思います。

寄り添う能力

昨日も申し上げたように、相手の痛みと苦しみを感受し、心の深みにあるものを引き出すには、その人の心の動きに寄り添っていくことが必要です。どんなことがあっても寄り添って、一緒に歩んでいく力を身につけることが重要であると思います。

2　聞く、聴く、訊く、利く、効く

それでは、今述べてきたことはどのようにして可能なのでしょうか。牧師はどうしても語ることが多くなるでしょう。福音を語らなければならないからです。もちろん、福音をしっかりと語らなければなりません。けれども、福音を語る前に必要なのは、「聞く」ということではないでしょうか。その人が何を求めているのかを聞くことです。「きく」には、いくつかの漢字があります。「聞く」のほかに、「聴く」、「訊く」、「利く」、「効く」です。「聞く」は英語では hear です。「聴く」は listen です。「訊く」は ask です。尋ねるということです。「利く」は sensitivity です。そして「効く」は effect です。

「聞く」とはどんなことでしょうか。信徒の方々のところへ行くと、いろいろな課題をもっておられることがわかります。たとえば、「子どもが不登校になり、カウンセラーも関わってくださり、校長も心配してくださった」などと。これは出来事です。出来事をしっかりと聞くことで大切なのは、出来事を整理して、聞くことです。よく言われるように、だれが（who）、何を（what）、どこで（where）、いつ（when）、どのように（how）を聞くことです。どんなことが起きたかをつかむことができます。ところが私たちは、いくら話しても、この人は聞いていないなと感じる時がないでしょうか。心が伝わっていないという感じです。気持ちが伝わっていないのです。

「聴く」ということが欠けると、心が通じません。「聴く」は心を傾けて、心を聴くことです。もうちょっというと、心の動き、感情や情緒を聴くことです。その人が発信しているメッセージに耳を傾けることです。メッセージが必ずあります。言いたいこと、訴えたいこと、聞いてほしいことです。こんなことがあるでしょう。子どもが幼稚園から帰って来ます。すると、お母さんのところへ飛んで行って、足にしがみつきます。「お母さんはいま台所で仕事をしているから、向こうへ行って、おやつを食べなさい」と言っても、子どもはお母さんにしがみついて、スカートの中にまで入ろうとします。子どもはお母さんに何を伝えたいのでしょうか。「お母さん、ぼく（わたし）のほうを見て」と言っているわけです。また、「お母さん、ぼく（わたし）の話を聞いて、慰めてほしいの」と言っているのです。お母さんがそのメッセージを聴こうとしないなら、子どもはいつまでも、そのようにするでしょう。子どもが訴えていることを、どれだけ私たちは聴き取ることができるでしょうか。

それでは、聴き取ったときに、私たちはそれにどう応えればよいのでしょうか。それは、三番目の「訊く」ということです。これがけっこう難しいのです。心の動きを引き出すような訊き方だからです。たとえば、信徒の方をお訪ねすることがありますね。すると、「先生、いろいろなことがありました」と言われることがあるでしょう。その言葉を聞き逃してしまうのか、あるいは、この方はおそらくつらいこと、苦しいことがあったのだろうと思って、訊き返すのか、では大きな違いがあるでしょう。訊き返すのには勇気が要ります。「いろいろなことがありました、と今おっしゃったけれど、どんなことがあったのですか。少し聴かせていただいてもよいでしょうか」と。そう訊き返すと、こう言われることがあるでしょう。「子どもが不登校なのです」とか、「両親が病気なのです」とか、「夫が家のことに全く目を向けてくれないのです」とか、「それで、教会へ行きたいのだけれども、行けないのです」等々と。「心配して、牧師が来てくださったけれど、私の話をちゃんと聴いてくれるだろうか」ということをチェックするために、「いろいろなことがありました」と言ってきたわけです。「いろいろなことがありました」という言葉の中に含まれているメッセージを聴き取って、「それはどういうことですか」と訊き返すのです。心の動きを引き出すような訊き方をするわけです。

ときには、聴くのがつらくて、「教会を少し休んでも大丈夫ですよ。祈っています」などと言って、話を終えてしまいたいこともあるでしょう。この人は何かとても大変そうだけれども、次のところにも行かなければならないので、「とにかく特別に祈っておきます」と言って、そこを去ることもあるかもしれません。もちろん、牧師に来ていただいただけで、信徒の方はありがたいと思っているでしょうが、本当は「もっと話したい。聴いてほしい」、「先生の祈りをもって、私の思いを神様に届けてほしい」と願っているかもしれません。困難に陥ったときには、自分の祈りが神様に届いているかさえわからなくなります。神様が遠くへ行ってしまわれるのではないか、と思うようなときもあります。ですからそのようなときに、牧師がどれだけその人の気持ちを引き出す訊き方ができるかというのがとても重要であるわけです。

「利く」とは、その人の心の中を知る感受性のことです。この敏感な感受性が必要です。相手の心をどれだけ感じ取れるかが重要であり、「ああ、つらいですね」と返すだけで、それが慰めとなります。言葉はあまりなくても、です。あるいは、そばにいるだけでも、その人にとって慰めとなります。ですから、感受性がとても重要です。

そして、「効く」ことです。聴くことで生じた効果、結果です。ただ聴いて終わりではなく、そこから生まれる効果に心を留めます。大切なことが二つあります。第一は、信頼関係がどれだけできているかということです。このことをいつも自分で点検しておく必要があります。人が自分と話すことで、信頼関係が築かれていなければならないでしょう。

そうでなければ、安心して自分のつらいところを話しきれません。第二は、相手の人が自分をどのくらい自己開示できているかどうかを確認する必要があります。自己開示というのは、本音や自分の弱さ、つらさを素直に表すことです。自分を飾って話していないか、真実が語られているかを確認しながら聴きます。

私がキリスト教病院にいたとき、いろいろな会議に出なければなりませんでした。だいたい午前中いっぱい、あるいは午後の早い時間まで、会議があることもありました。それで、患者さんのところへ行くのは、午後からとなります。私が会議で疲れていると、患者さんの声を聴くことができません。私の感受性が鈍っているからです。それで、病室へ行くときには、エンジンをかけることを心がけました。そうでなければ、患者さんが本当に言おうとしているメッセージや気持ちを聴き取れないからです。もちろん、体力も必要です。いろいろなストレスから解放されていることも大切です。自分の問題でいっぱいいっぱいでしたら、聴き取ることはとてもできません。

そういうわけで、この五つの「きく」ということを心の中に置いていただきたいと思います。

3　何を聴くのか

では、何を聴くのでしょうか。それは当事者の人生の物語（ナラティヴ）です。その人の生い立ち、両親や兄弟姉妹のこと、今まで出会った経験などを聴きます。そして、そのことがもつ影響や意味を聴きます。お年寄りでしたら孫のこと、あるいは人生の中で楽しかったこと、悲しかったこと、つらかったこと、その人が希望していることなどを自由に話していただき、本人が話しているときの喜びや悲しみなどを共有するように聴くのです。

それから、当事者の物語の中にあるスピリチュアルなことです。家族や友人に言い残しておきたいこと、つまり、希望していること、期待していること、祈っていることを聴きます。その人の祈り、いま心に引っかかっていることなどです。お孫さんのことが気になっている方がおられるでしょう。若いお母さんであれば、子どものことを心配していることでしょう。あるいは、夫とのことを心配しているかもしれません。そうであれば、こちらも少し勇気をもって訊いてみます。「最近、お子さんはどうですか」、「ご主人とはどうですか」などと。これは、本人のプライベートの世界に踏み込む質問です。私のように年を取っていると訊きやすいのですが、若い牧師にとっては難しいかもしれません。でも、一歩踏み込む必要が出てくる時もあります。相手を傷つけないように配慮し、こちらも傲慢にならないように注意して、「聴かせてもらってよいでしょうか」ぐらいの感じで尋ねます。「お子さんのことをお話ししてくださいますか」、「少しご主人のことを聴かせてもらってよろしいでしょうか」と。そうするときに、お話ししてくださることが少なくありません。「控えめに一歩前へ出る」ということも必要です。

そして、死後のことです。その人の宗教観や神観、祈りの内容や死後についての考えを聴き、その人をサポートするのです。お話を聴くときに、できるだけスピリチュアルな問題、宗教的な問題を意識することが大切です。

4　ケア対象者のニーズのアセスメント（評価）能力

そうするなかで、牧師は、信徒の方のニーズをアセスメント（評価）する必要があります。その人がどんな問題を抱えているかを知るということです。このことは非常に重要なのですが、実際のところ、アセスメントする方法がほとんど確立していません。スピリチュアルなことで、その人の問題、ニーズや痛みをアセスメントする方法が確立していないのです。英語圏ではアセスメント・シートというものがいくつかあります。それに関する論文もあって、それによれば、三十四～三十六のアセスメント・シートがあると報告されています。けれども、ほとんどのアセスメントが実用化されていないのです。理由がいくつもあります。スピリチュアルペインやニーズについての客観的データがまだ確立されていないからです。日本でも、いくつか作られていますが、ほとんど使われていません。なぜでしょうか。

アメリカでは、アセスメント・シートにだいたい、「あなたはどこの教会に属していますか」、「いつ信仰に入りましたか」、「信仰に喜びを覚えていますか」といった質問項目に続いて、「どんな病気を持っていますか」、「どんな苦しみをもっていますか」など、次々と質問が出てきます。当事者にとって、こうしたことを次々と訊かれるのは、けっこうな負担となります。ケアをする側にとっては重要でも、ケアされる側にとっては大きな負担となるわけです。

次に、先にも述べましたが、客観的データに根拠を置いたアセスメント・シートがまだ英語圏でも日本でもできていないことがあります。客観的なアセスメント・シートができれば、確かにスピリチュアルケアの前と後でどんな変化があったかを評価できます。そこに差が表れていれば、スピリチュアルケアが重要であることがわかるわけです。客観的なデータが出てくれれば、アメリカでは保険からお金が出ます。ところが日本では今、スピリチュアルケアはお金になりません。そのため、スピリチュアルケアはボランティアが行っています。ですからなかなか広がらないのです。スピリチュアルケアが広がり、苦しみの中にあるときに、相談に乗ってくれて、慰めてくれる専門家がどこにでもいる社会になったら、どれほど良いかと思います。けれども、私の印象では、そうなるためには、十年から二十年はかかる気がします。長い時間を要しますが、少しずつ進めるしかありません。

アメリカでは、スピリチュアル・ヒストリー法というものが用いられています。いくつもの種類が作られています。その一つに、ジョージ・ワシントン大学の医学部のクリスティーナ・M・パチャルスキーという人が作ったもので、ＦＩＣＡと言われるものがあります。私は二年ほど前にジョージ・ワシントン大学に行き、そこでスピリチュアルケアの一週間の講習会に出席しました。パチャルスキーさんは精神科医ですが、とても素敵な信仰者です。

ＦＩＣＡのＦはFaithです。ＩはImportanceとInfluence、ＣはCommunity、ＡはAddressとActionです。日本語に訳すと、Ｆは信仰、信念、人生の意味。ケアする人は、Ｆ・Ｉ・Ｃ・Ａを頭に入れていて、患者の信仰や信念を話題にし、気持ちを引き出すのです。そうしたことを訊くのです。Ｉは大切にしていること、影響を受けた人です。Ｃは、どんなグループに所属しているか、どんな教会に行っているか、あるいはどんな会に属しているかということです。Aは、どんなことを知らせてほしいか、どんなことを最後にしてほしいのか、ということです。そういったことを尋ねる方法としてFICAが用いられています。FICAを頭の中に置きながら、会話を進めていくことで、相手のナラティヴ（人生物語）を引き出す方法です。

この方法には客観性が全くありません。それでも、オックスフォード大学が出している大きな辞書（*Oxford Textbook of Spirituality in Healthcare*, 2012）でも紹介されています。世界的には正式に認められているわけです。スピリチュアル・アセスメント・シートは患者さんにあまりに負担が大きく、必ずしも科学性が担保されていません。それで、こういう方法が臨床現場では有用なのです。

では、窪寺はどうしているかというと、「信望愛」法というものを使っています。聖書的です。コリント人への手紙第一、一三章一三節の御言葉を頭の中に入れておいて、患者さんに尋ねます。「信」は、その人の信じているものです。信仰、キリスト教の信仰かもしれませんし、仏教かもしれません。もう少し広く言うと、その人の信念みたいなものでしょう。

「人生には、何が起こってくるかわからない。人生では、自分にとって悪かったと思ったことが、逆に良いことになって返ってくることがある。」「人間万事塞翁が馬」です。

このように信じて、それを支えにしている人もいます。そのことを聴いて、その人がいま困難な中にあって、その信念が支えになっているかを尋ねます。もしも支えになっていなかったら、「一緒に考えましょうね」とお話しします。その人が、「先生はクリスチャンですか」とか、「先生を支えているのは何ですか」とかと言ってきたら、「私はキリスト教です。私を支えているのは聖書です」と答えます。もしも信頼関係ができていて、聖書を読んでも抵抗がないと思えたら、「聖書を読んでもいいでしょうか」と尋ねます。「聖書を読みます」と判定的に言うと、こちらの思いを強制することになります。そうではなく、「聖書を読んでもいいでしょうか」と尋ね、その人の選択を誘います。「読んでください」と言われれば、すでに心は聖書に向いています。イザヤ書でもマタイの福音書でも、ふさわしいと思われる箇所を読み、そして言います。「一言お祈りさせていただいてよいでしょうか」と。ここでも、その人の選択です。私の経験では、「聖書を読ませていただいてもよいでしょうか」と尋ねて、「嫌だ」と言った方は一人もおられません。「お祈りさせていただいてよいでしょうか」と尋ねたときも、同様です。それで、お祈りさせていただきます。そのときに、その人に神を指し示すのです。

「きょう、Aさんと出会えたことを、神様、感謝します。Aさんと出会えて、あなたがここにいてくださって、あなたが私たちに関わってくださって、ありがとうございます。」

祈りは長くならないようにします。祈りの中で説教しないようにします。ここに神様がいて、私たちに関わっていてくださることを祈るだけでよいと思います。

二回目に行ったときも、お話を聴いて、その後に「聖書を読んでもよいでしょうか」と尋ねます。「いい」と言われたら、聖書を読みます。そして、「お祈りさせていただいてよろしいでしょうか」と言い、「はい」という答えがあれば、祈ります。

「神様、あなたがきょう私たちを生かし、励まし、愛してくださいますから、この日も精いっぱい生きることができますように導いてください。アーメン。」

そのうち不思議なことに、「私も信仰に入れますか」と言ってこられることがあります。この人が神様にとらえられていることがわかります。私には、すべてが神様のなさるわざと思えます。神様が聖霊をもって一緒にいて働いていてくださることを実感します。私はいつも「アーメン、ハレルヤ」と心の中で感謝しています。

こういう方がおられました。肝臓癌の末期で、痩せ衰えて、顔が土色になっていました。それでも、奥様とお嬢さんが毎日来てくれても、不平ばかりを言っていました。その方がホスピスに入って来ましたが、ベッドにずっと寝ていると、体が固くなって、動かなくなってしまうので、点滴をぶら下げて歩こうとしました。ところが、前に倒れてしまいました。溜まっていた腹水が足のほうへ下がり、足が太くなっていたのです。自分では足が上がっていると思っていたのに、上がらずに、ストーンと前に倒れてしまったわけです。看護師さんと奥様がその方を支えて、ベッドのところへ連れて行きました。私はそれを聞いて、すぐ飛んで行きましたが、その方はシーツをかぶって大泣きしていました。自分で立ち上がれなかったからです。

傲慢で、わがままな方でした。奥様に感謝の言葉を一言も発したことがありませんでした。その方があるとき、「聖書を読みたい」と言うのです。聖書を読みたそうな人と、読みたくなさそうな人がいますね。その方は後者でした。私は、希望があれば、だれのところにも聖書を届けます。その方のところへ聖書を持って行きました。すると、次の日にその方が「先生、聖書っておもしろいですね」と言うのです。「どうしてですか」と尋ねると、「喧嘩の話があるのですね」と言うのです。創世記を読んだようです。聖書に少し関心をもってくださったようでした。

それからしばらくして、「先生、私でもクリスチャンになれますか」と聞いてこられたのです。「私でも」と。私は、「なれます」とすぐに答えました。「十字架にかかってくださったイエス様を、自分の救い主として心に迎え入れれば、それでいいのです」と言いました。すると、その方はうなずきました。私はその方の手を取って、祈りました。「神様、あなたが導いてくださったことを感謝します。どうぞあなたがこの方を養い、育ててください」と。

その後も私はその方のところへ毎日行きました。肝臓癌が進行し、その方がある日、こう言いました。「先生、私はもう治らないと思います。先生には本当にお世話になりました。けれども、私は先生に何にもお返しすることができません。ですから、私が天国へ行ったときに、先生のために一番良い席を用意しておきます」と。私はとても嬉しく思いました。いま自分が死を迎えようとしているときに、「死にたくない。苦しい」と言うのではなく、「天国へ行ったときに、窪寺先生のために一番良い席を用意しておきます」と伝えてくださったからです。つまり、自分の死を目前にして、自分の死について語る自由をもっているのです。この方の自由はどこから来たのでしょうか。それは、十字架にかかってくださったイエス様を自分の心の中に受け入れて、自分の人生を全部イエス様にゆだねたからです。自分の人生をすべてゆだねて、イエス様が自分のために最善をなしてくださると信じたからです。死を恐れない自由が与えられるのです。

もう一つ、私が嬉しかったことがあります。この方が、自分はどこに行くかを知っていたことです。自分は死んだらイエス様のところに行く、と。「死にたくない、死にたくない」と言って亡くなる人を見て、悲しむのはそのご家族でしょう。「おじいちゃんはどこへ行ってしまったのだろう」、「おばあちゃんはどこへ行ったのだろう」と、ご家族は思うでしょう。けれども、その人がイエス・キリストのもとへ行ったと信じられたら、家族の人たちは救われるのです。自分のために十字架にかかってくださったイエスさまのもとに行けるという希望は、その人を救ってくれますが、それと同時に家族をも救います。家族、遺された者たちは、おじいちゃんが行ったところへ、おばあちゃんが行ったところへ自分たちも行けると思うからです。そのことは家族みんなへの証しになります。

そして三つめに嬉しかったことは、奥様とお嬢さんに感謝したことです。入院して来たときと打って変わって、最期に感謝されたのです。イエス様が自分に真の赦しと、生きる力を与えてくださったことを知ったからです。

イエス・キリストが私たちにしてくださったその恵みを十分に伝えようとするとき、私たちの信仰が問われます。しかし、そこに私たちの望みがあります。神様の恵みは、どんな人、どんなだめな人でも掬い上げます。拾い上げます。私の感じでいうと、救いは、掬い上げられることです。人は私のことを何と言うかわかりません。だめな人間だと言うかもしれません。私を裏切るかもしれません。でも、キリストだけは決して裏切るようなことはなさいません。私のために十字架にかかってくださったというのは、決して裏切らないということです。ご自分のいのちをかけて、私を掬い上げてくださるのです。

この望み、この愛、この信仰が、私たちを生かすのです。それで、「信望愛」という方法で、あなたはどんなところに希望を抱いていますか、だれから愛されていますか、何を信じていますか、とお聴きするのです。コリント人への手紙第一、一三章一三節は、キリスト者なら、ほとんどの人が覚えているでしょう。皆さんもご自分の方法をぜひ考えてみてください。

5　ディスカッション

窪寺　それでは、お話ししたことについてご感想やご意見をいただき、それから私の話で足りないところを補っていただければと思います。

今、ステファン先生の説教を聴かせていただきましたが、とても感銘しました。教会の第一の役割は、御言葉を語ることであるとあらためて感じさせられました。福音を語ることです。御言葉が心に響き、リアリティをもつように語るのが、牧師の非常に大きな務めであると、ステファン先生のお話を聴いて思いました。そして、話の構成、結論のもっていき方にも感銘を受けました。こうした説教が自分もできたらいいなと思いました。メッセージがしっかりと伝わり、聴く者の心に残って、その人の中で御言葉が生きて働いていく説教の大切さを感じます。

それではご意見をお願いいたします。

M　先ほどお話の最初のところで、スピリチュアルケアの援助者に必要なものとして、自分の課題を意識化して、自分と向き合う必要がある、とおっしゃいました。そのことは牧師や、教会で人と関わる務めをしている方には本当に必要ですし、そうでなくても、だれもがそうした作業をすることによって、より良く生きることができ、人間関係や教会生活も健全になると思います。ただ、自分と向き合うことができる人と、なかなか難しい人がいるように感じます。クリスチャンは信仰をもっているので、その点では自分の罪を意識して、悔い改めているわけで、ある意味で自分と向き合っていると言えます。ただ、自分と向き合うということにはいろいろな側面があり、様々な方法があると思います。いろいろな側面から自分と向き合うことに、その人が意識しているかしていないかは別として、抵抗していることがあるのではないかという感想をもちました。

窪寺　貴重な感想を聞かせていただき、ありがとうございます。今、述べていただいた感想について、ステファン先生、いかがでしょうか。

ステファン　一般化するのは難しいのですが、日本人の国民性なのでしょうか、自分と向き合いたくないという気持ちがあるではないかという感じがします。それは合っているでしょうか。文化が異なるということで理解はしたくありませんが、アメリカでは（といっても私はアメリカ人ではありませんが）、内的な旅路をするのは、ある意味で当然なことで、それが期待されています。深いところまで突っ込まないと満足しないという文化が定着しています。日本でも、もちろん内的な旅路をする方がたくさんおられると思いますが、そうしたことに対する抵抗はどこから来ているのでしょうか。これは私からの質問です。

窪寺　いかがでしょうか。これは文化的なものなのでしょうか。あるいは、特にクリスチャンがそうなっているのでしょうか。これについては、皆で考えたいことです。私の考えでは、日本人は「和」の文化を大切するように思います。集団の文化です。ですから、個人個人を意識するよりも、全体を生かそうとするため、どうしても、個人の意識化、問題の意識化がなおざりにされるところがあるのではないでしょうか。「和」の文化、集団の文化、群れの文化なのです。そういうところで、自己を深化させることは難しいと感じます。フランス人は孤独の文化をもっていて、自らの内面を探っていくところがあるように感じますが、皆さんはいかがでしょうか。

M　私は、これは日本人だけでないと思いますが、人に対する関心の薄さと関係しているのではないかという気がします。それが相手に対して傲慢な態度に出たり、自分だけの思いを通してしまおうとしたりするのではないか、と。

窪寺　人への関心が薄いために、自分への関心も薄く、内面を探ることに抵抗があるのではないかということですね。ほかにはいかがでしょうか。特にクリスチャンだから、抵抗を覚えているのでしょうか。あるいは国民性なのでしょうか。あるいは一人ひとりの問題なのでしょうか。

N　私は、国や文化の違いもあると思います。日本の教会は、と言ってよいのかわかりませんが、自分と向き合うこと自体について、ある側面だけを強調しているように感じます。もっと全体的なところから見れば、違ってくるのかもしれません。御言葉の読み方においても……。

窪寺　日本人は聖書の読み方が狭いのでしょうか。あるいは、クリスチャンは自己洞察することがあまりないのでしょうか。自分の罪、いやらしさ、また自分の能力や賜物、もしかすると自分の生きている責任の認識が薄いのでしょうか。心理学的には自律性、哲学的な言葉で言うと実存性といったものに根づいていないのでしょうか。あるいは福音と自分の心の奥にある考えや感情を関わらせていないのでしょうか。本当の自分と福音、十字架がしっかりと結びついていれば、福音を力強く発信できるのかもしれません。いかがでしょうか。ほかにご意見がある方、宜しくお願いします。橋谷先生はいかがでしょうか。

橋谷　違うことでもよろしいでしょうか。

窪寺　それでも結構です。

橋谷　昨日からお話を聞いていて、これまで私自身、しっくりこなかったことが自分なりに心の中にはまっていくという経験をしています。非常に興味深かったのは、神学生たちの反応です。中には、反発のような思いを述べる学生もいました。私は、反発は悪いことではないと考えています。そうした反応があること自体、先生のお話が、その人の心に届き、大事なところに触れたのだろうと思うからです。

窪寺　私もそう思いました。

橋谷　袴田先生が今朝のお話で、淀川キリスト教病院のチャプレンの方のことを紹介して、スピリチュアルケアは伝道の法則であるとおっしゃいました。それで、窪寺先生にもう少しお聞きしたいのですが、心理学をどういうふうに受けとめるのでしょうか。心理学を受容することに、私たち改革派教会では、あるためらいがあって、それをまだ神学的にしっかりと定義づけていません。コンセンサスを得ていないように思います。心理学が神学に及ぼした影響は確かに大きいと言えます。実践神学、牧会学、説教学、礼拝学など、心理学との関係なしには、おおよそ成立しないわけです。そして実践神学と心理学との関わり、特に牧会学と心理学との関わりにおいて重要なことがスピリチュアルケアに表れています。それをわれわれが語ること、宗教的ケア、宣教的ケアというような言葉に対して、あるこだわりをもってきた教派です。それで、宣教していくことに使命をもって取り組んできました。ただ、牧会の世界では、心理学が入ってくるなかで、言葉とともに、もう一つ、言葉を語ることによって、相手を傷つけることが起こりえます。それゆえ、その人を受け入れ、その人に寄り添っていくスピリチュアルケアに道が開かれてきたという歴史があったように思います。その過程において、神学的に言えば、キリスト論から聖霊論へということ、そして改革派の神学における一般恩恵論があると思います。特別恩恵と一般恩恵を見て、カルヴァン主義的に物事を見て、それがスピリチュアルケアとどう関わるのかということをきちっと提示し、心にはめることを通して、スピリチュアルケアと宗教的ケアの関係が、私たちの中にしっかりとはまっていくのではないでしょうか。窪寺先生の中では、今これがしっかりとはまっておられると思いますが、私たちにとっては、こうした心理学と神学が若干遊離している部分があります。そこをきっちりと結びつける作業がとても重要ではないかと、先生のお話を聴きながら感じました。先ほどお話の出た自己洞察やスーパーヴィジョンの問題を、神学の中で、遊離したもの、あるいは異なるものとして扱うのではなく、調和するものとして進めることで、道が開かれるのではないかと思います。

それから、もう一つ、私自身が今気づきとして与えられていることがあります。私たちの国は近年、災害を経験してきました。吉田先生にもうかがいたいのですが、日本の教会は三・一一の出来事などを経験し、スピリチュアルケアが非常に重要な意味を喚起していると思います。そして先ほど、霊的な死が今の日本の国を覆っているという指摘がありましたが、その言葉に私はぎょっとしました。本当にそうだと思うからです。そうしたなかで、私たちは現実をどう見て生きるのか、そのことを今の神学の場、教会の場で問われています。こういうことを問題提起してくださって、感謝しております。

窪寺　橋谷先生のご指摘は、私たちが自分の神学的立場を吟味する必要を促してくださいました。ありがとうございました。現代という社会の中で、キリスト教の役割が本当に問われているのではないかと感じます。Oさんはいかがでしょうか。

O　橋谷先生がおっしゃったことは非常に大切であると思います。

私は今六十六歳で、信仰告白をしてから五十年以上、教会生活を送っています。その間、日本の教会も大きく変化してきているように感じます。私の青年時代に言われていたことですが、日本の教会、日本のクリスチャンは、自分と神との関係をとても真剣に考えます。自分と神との関係ですから、自分の内面を開示するのは、あくまでも神様に対してです。昨日、窪寺先生が垂直と水平という話をなさいましたが、周りの人たちに自分の内面を開示していくという意識、訓練が必要ではないかと思いました。日本の教会、これは改革派だけのことではないと思います。教会員同士の交わり、兄弟姉妹の交わりの中で、こうしたことが意識される必要があると感じました。

昨日の先生のご講演の後に、神学生の方々も言われましたが、やはり最終的には救いに導きたいという思いがあって、その入り口のところで止まってしまうのは、どうなのかという意見がありました。しかし私たち一般信徒は、異教の世界、社会の中で異教徒の人たちと実際に接するわけで、そういう観点からすると、窪寺先生のスピリチュアルケアの話に非常に共感しました。私も教員をしていたので、生徒との関わりなどで実感するところがあったわけです。

きょうの牧会的な視点のお話も非常にありがたかったと思います。教会の中で、同じ神様に召された者として、様々な課題や問題を開示して、共に考えていく訓練がこれから求められているのではないかと感じました。その点では、牧師だけでなく、私たち一般信徒もしっかりと意識していく必要を覚えました。

窪寺　私たちの使命はこの世の中を神の国にしていくことではないでしょうか。教会だけが神の国で、あとは違うというのでなく、この世界が神の国とならなければならないと思います。私は非常に保守的な教会で育ち、自分の世界だけで生きていました。ところが、アトランタにある神学校へ行って、初めてクリスチャンたちが世の中で活動しているという現実に触れて、キリスト教は、ただ個人のものだけでなく、この社会全体を神の国にしていくものであることに目が開かれました。

東日本大震災があって、多くの宗教者が東北に駆けつけました。そのとき、「私はメソジストです」、「私はバプテストです」、「私は長老派です」などと言う人はいませんでした。そこで苦しんでいる人たちのお役に立てるのであれば、させていただきますと、それこそ仏教徒もキリスト者も一緒になって祈りました。そのとき、他の人の宗派を悪く言った者はいませんでした。そこには祈りがありました。今苦しんでいる人たちが助かるように、その人たちに慰めがあるように、その人たちに希望があるように、この危機的な状況から立ち上がる力が与えられるように、と祈ったわけです。けれども、少し落ち着いてくると、またバラバラになってしまいました。

私たちは、それぞれの立場、自分のアイデンティティー、信仰のアイデンティティーをしっかりと保ちながら協力し、私たちの世界を神の国に形成していく必要があるのではないかと私は思っています。私は聖学院大学へ行って、そこの先生がたがキリスト教の社会倫理に傾倒していることに気づきました。社会全体をキリストの国にしようとしているのです。そのことは私にとって非常に大きな気づきでした。私はそれまでどちらかというと、縦の関係の救いだけを重視していました。聖学院大学で多くの人と出会って、福音はもっと幅のある豊かなものであると気づきました。アトランタで出会ったクリスチャンの中にも、いま私たちが生きているこの地上に神の国がしっかりと根づくようにと願い、労している人たちがいたことに、私はあらためて慰めを受けました。ですから、私たちが縦の関係をしっかりともつこと、自分のスピリチュアル・アイデンティティーをしっかりもつことは不可欠なのですが、それとともに、柔軟性と幅をもっていくことがとても大切ではないかと思うのです。袴田先生、いかがでしょうか。

袴田　自己洞察ということでは、私自身は、やはり神様との関係であると実感的に思っています。私は大学一年生の時にクリスチャンになりましたが、高校生の時は、本当に悩みの中にあって、心を掘ることができませんでした。それが自分自身としっかり向き合い、自分自身を掘ることができるようになったのは、やはり生ける神様と出会ったから、イエス・キリストに出会ったからでした。神を知ることと自己を知ることは表裏一体だ、とカルヴァンが言っているとおりだと思います。ですから、自己洞察は、結局のところ、その人自身の、神様に対する向き合い方、構えがどれだけ真剣で真実で深いものであるかということだと思います。神様との関係性の中で深まっていくときに、福音の深さもわかっていきますし、自分と深く向き合えば向き合うほど、自分の本当の姿を知っていくわけですから、それでもなお救われているとの福音の大きさを知って、それを語れるのである、と。

ですから、私は根源的にはそこからしか始まらないと考えます。

窪寺　欧米の個人主義の背景には、キリスト教文化がありますが、神様と向き合う自分がどれだけ深まるかということだと思います。ですから、説教が薄っぺらいと感じるとしたら、その人の神様との向き合い方に問題があると考えられてしまうのではないかと感じています。先生はＫＧＫ（キリスト者学生会）と関わっておられましたか。

袴田　ずっとその活動をしていました。

窪寺　私もＫＧＫの出身で、今でもＫＧＫのファンだと思っています。直接的には関わりをもっていませんが、外から応援しています。

袴田　私も側面から応援している立場です。

窪寺　私がＫＧＫで教えられたのは、自分をもう一度客観化して、神様の前にどう立つかということでした。

袴田　私も先生と同じだと思います。ＫＧＫで強調されていたのは、個人礼拝、デボーションです。神様との一対一の関係を確立することをとても強調していました。今でもそうだと思いますが、それが自分にとって大きな助けとなりました。それから、教派を超えていろいろな信仰の仲間ができて、あのころも今も変わらないと思いますが、かたちは違っても、どうやって生きたらよいか、みんな非常に悩んでいて、悩みを共有しました。Ｋ

GKはあまり伝道しないとよく批判されていましたが、そのころ悩んでいた人は今もそれぞれの場でクリスチャンとしてしっかりと生きています。悩みの延長線上で今も誠実に生きようとしています。そうした友との関係が今も続いています。

窪寺　私も本当にKGKで助けられたように思っています。先生、ありがとうございます。

橋谷　今の袴田先生の意見と、これまでの意見を踏まえたうえで、スーパーヴィジョンの果たす役割をどういうふうに位置づけるかということを考えています。ステファン先生と一緒に牧会学の授業をしていますが、そこで先生からお聞きしたのは、南アフリカでは、病院における研修でスーパーヴィジョンを受ける機会があるということです。改革派の神学校では、説教演習で厳しく批判されますが、良いところももちろん評価され、欠点も明らかにされます。そこでは、自分自身がやっぱり問われるわけです。私はかつて「説教塾」で加藤常昭先生から厳しく批評され、自分はだめな説教者だなあと突きつけられ続けました。これもある種のスーパーヴィジョンだと理解しています。

そして、牧会に関してのスーパーヴィジョンが、日本の教会の中にはまだ根づいていないように思います。先生は、それに対してどういうご意見、あるいは将来の展望をおもちでしょうか。日本で今いろいろな行き詰まりを感じている私たち牧師や牧会者たちにとって、どういう道があるのか、おうかがいできたらと思います。

窪寺　私は大阪で臨床スピリチュアルケア協会（ＰＡＳＣＨ）という活動をしています。そこでは年に二回、スーパーヴィジョンを行っています。場所は市立堺総合医療センターです。一週間、費用は七万円ほどかかりますが、非常に厳しい訓練、スーパーヴィジョンが行われます。それを受けた方々は、最初はやはり傷つきます。でも後から、「ああ、やはり受けて良かった」と言ってくださり、リピーターもけっこうおられます。

訓練の仕方は、アメリカの臨床牧会教育（ＣＰＥ）と言われる方法ですが、牧師養成のための一つの貴重な方法だと思います。それからもう一つ、今、ご存じのように、日本スピリチュアルケア学会が資格認定をしています。また、日本臨床宗教師会というものがあって、宗教者が公共空間で活躍するための訓練を行っています。臨床宗教師については、最近よく新聞に出てきますね。臨床宗教師のお坊さんがお寺から外に出て、臨床の場へ行っています。そういう人たちを訓練しようというものです。その訓練方法も、臨床牧会教育のメソッドを用いています。こうしたことを通して、患者さんや困っている人たちにしっかりと向き合える人たちが少しずつ増えていくことを期待しています。

臨床の倫理というものがあります。臨床はチームワークでやりますから、ほかの専門職の方とどう一緒にやるかが非常に重要となります。それで、チームの臨床の倫理をどうわきまえているかということもとても大切で、その訓練も必要です。私たちがもっている神様との関わりという財産はきわめて重要ですが、それをどうやって用いていくかということでも少しずつ幅が広がっていると感じます。そのときには、臨床心理学の知識や技術も生かされていくと思います。ですから、一つのメソッドとして、心理学の知識、この世の知識も非常に有用ではないかと私は理解しています。

神学校では、実践神学は隅のほうに追いやられているのではないでしょうか。そうしたことは、現場に出ればだれでもできると考えられていないでしょうか。今日、精神的な病をもっている人が増えてきていますが、訓練を受けていなければ、そうした人たちと全く関われなくなってしまいます。聖書の知識がどれだけあっても、対応できなくなってしまうわけです。ですから、一つの方法として理解していただきたいと私は思うのです。

第5章　スピリチュアルケアと教会

1　全人的な関わりとスピリチュアルケア

五回目のお話は「スピリチュアルケアと教会」です。教会はスピリチュアルケアとどのように向き合うのかということです。すでに私たちはずいぶんそのことについて議論してきました。

そもそもスピリチュアルケアはキリスト教から生まれたものです。近代ホスピスは、熱心なクリスチャンであるシシリー・ソンダース医師によって始められました。先にも述べたように、ホスピスは、終末期の癌の患者さんのための医療機関で、治療ではなく緩和に重きを置いたところです。

ホスピスの設立は、実に大きな転換を医療にもたらしました。だいたいお医者さんはそれまで患者さんを治療することを第一の目的にしていました。治療せずに、病気の人を支えるということなどは、医療の敗北と考えてきました。治療を放棄することだからです。ところが実際には、治療できない患者さんがたくさん出てきたのです。それで、その人たちを何とかして支えて、残された人生を有意義なものにしようとするのがホスピスの基本理念です。医療的には痛みを除く緩和を施すこと、そして、どうやってその人の残された人生を豊かなものにし、その人らしく最後まで生きることができるかということを考えるわけです。

それまでの医療は治療だけに焦点を当てていましたが、これからはそうではなくて、積極的な治療を中止し、身体的な痛みを取り、その人の残された生命を悔いのないように、できるだけ意味ある時間を過ごしてもらうためにどうするかということを考えるようになりました。これは、医療者だけではできないことです。そのため、医療者のほかに、チャプレン、ボランティアの人、ソーシャルワーカー、臨床心理士が加わり、「全人医療」を行うのです。患者さんに全人的に関わるわけです。

この考えは一般病院でも取り入れられてきています。病院には、癌だけでなく、ほかにも治らない病を抱えている人がおられます。たとえば、人工透析をしている方がおられます。週に二回、三回透析をしなければなりません。そして生涯、それが続きます。一回来院すれば、三時間、四時間とかかります。それをしなければ死に至ります。ですから、死をいつでも身近に感じながら、生きていかなければならないのです。

そうした方の多くがこう言われます。「私の人生、あとどうやって生きたらよいのでしょうか」と。本当につらいと思います。医療だけでは、その人たちの人生を輝かせることができません。では、どうしたらよいのでしょうか。私はやはり宗教が必要だと思っています。そのときに、宗教者の語るメッセージ、福音の本質が問われてきます。そして、ご一緒に考えてきた伝達の問題が関わってきます。そのように、ホスピスでも、一般病院でも全人医療が求められています。

介護の世界にも、全人的な関わりが必要となってきています。高齢者の施設には、配偶者を失い、身体の不自由な、弱っている方が多くおられます。「私は何のために生きているのでしょうか」と言う人もおられます。そう言われると、介護に携わる人たちもつらくなることでしょう。私たちはその高齢の方に何を伝えればよいのでしょうか。希望を、慰めを、赦しを、伝えればよいのでしょうか。私たちは問われてきます。

教育の世界でも、今、全人的な関わりが求められています。今日、不登校の子どもさんがたくさんいます。子どもの不登校は、今どこの家でも起こることです。貧しい家だけでなく、立派なご両親で、経済的にも困っていない家の子どもさんが学校へ行けなくなるというのも少なくありません。そうしたお子さんに私自身、何人もお会いしました。

私たちはその子どもたちに何を伝えるのでしょうか。「教会に来たらいい」と言うのでしょうか。多くの子どもさんは外へ出ようとしなかったり、出られなかったりします。そうした子どもさんを抱えるお母さんが教会員の中にもおられるでしょう。何をお祈りしておられるかというと、早く子どもが癒されて、元気で学校へ行けるように、ということです。その子が教会に出て来られる状態ではないのです。牧師が家を訪問して、本人と会わせてもらう姿勢が必要です。

これについてスピリチュアルケアではどのようにアプローチするのでしょうか。私でしたら、「一回うかがってもよろしいでしょうか」とか、「ちょっと行かせてもらってもいいでしょうか」と言って、こちらから出かけて行って、お子さんと話そうと思います。もしも本人が「嫌だ」と言ったら、お母さんとお話をします。お母さんも言いたいことがたくさんあるでしょう。お話を少し聴いて、お母さんの力になれれば、子どもさんも支えられることになります。

教育の現場でもスピリチュアルケアが求められています。高校などでも実践している先生がおられます。死の教育の中でスピリチュアルケアに関心をもっている学校が少なからずあります。

精神科の治療においてもスピリチュアルケアが考えられています。実際に行っている精神科医がおられます。自死の問題があるからです。鬱病や、DVの問題があるからです。こうしたことに、スピリチュアルな視点から治療ができないだろうかと考えられてきているわけです。

こうして全人的な関わりの中で、スピリチュアルなことが、非常に関心をもたれてきているのです。

2　牧師の出番

近年、このスピリチュアルなことに牧師や僧侶の方の役割が大きくなってきています。教会や牧師が広い範囲で求められてきているように思います。教会や牧師は自分の領域を自ら限定せず、幅広い領域で協力していくことが求められます。そのために、教会と牧師は、他のグループや他の人と協力するマインドをもっていく必要があります。チームワークがどうしても欠かせませんし、それをしっかり確立できるかどうかがカギとなるからです。牧師はとかくプライドが高くて、他の人に譲れないところがあるのではないでしょうか。しかし、一緒に手を組んでやっていこうとするときには、やはり相手の専門性を尊重しなければならないでしょう。私たちの力が求められているとすれば、しっかりとしたチームワークの中で協力していくことが大切です。私たちは自分の背骨の部分をしっかりもちながら、敷居を下げて、そちらへ出て行くのです。

学校の教員も生徒の学習だけでなく、生活にも関わることが多くあって、悩みを抱えています。親たちへの対応に困っている人も少なくありません。疲れ果て、傷ついてもいます。そういうときに、牧師が相談相手になると、大きな助けとなるでしょう。

先ほど少しお話しした臨床スピリチュアルケア協会（ＰＡＳＣＨ）では、大阪の堺市立総合医療センターを会場にしてスーパーヴィジョンの訓練をさせてもらっています。医療者は一般に、病院内に他の人を入れようとしません。何か問題があったときに、責任を取らなければならないからです。それこそ変な人が入って来たら、大変なことになりますから。では、なぜ私たちがそこに入れたのでしょうか。

堺市が百万都市になり、政令指定都市になったときに、堺市立総合医療センター（旧、市立堺病院）が新しいことに取り組もうとしました。それで、看護師長が私たちの活動の見学に来られたのです。そして、とても興味をもってくださいました。私たちはそのときケアのボランティアを申し出ましたが、いくつかの大学の教員が行うということで、信用してくださいました。それで、病院を訓練の会場にすることができるようになりました。そして、患者さんのケアをするとともに、病院スタッフのケアにもあたるようになりました。すると、病棟の看護師さんで辞める人がいなくなったのです。病院で、看護師を集めるのは大変なことです。そのためにはお金もかかります。看護師さんたちが辞めなくなったというのは、非常に大きなことです。そのため、私たちの働きをとても評価してくださるようになりました。やがてその看護師長さんが副院長となり、病院の中枢の人たちがスピリチュアルケアの重要性を認識してくださるようになりました。病院の会議室を、その研修会に使ってよいということにもなりました。患者さんのところへも行かせてくださいます。重要だったのは信頼関係です。この人たちは大丈夫だと思うと、病院は門戸を開いてくれるのです。

そして、当時の院長が、できるだけ早く資格認定を作ったらどうかと提案してくださいました。「スピリチュアルケア師」という資格があれば、みんなに信頼され、病棟にも入りやすい、と。それで、「日本スピリチュアルケア学会」が立ち上がりました。日本スピリチュアルケア学会認定のスピリチュアルケア師ができたのです。私はスピリチュアルケア師の指導資格をもっていますが、病院へ行ったときに、病院側は確かに信頼してくれます。地道な働きですが、そのようにしてスピリチュアルケアが病院の中で、病棟の中へ少しずつ広まっていっています。

ですから私たち牧師、教会は、キリストにある福音を大切にしながら、地域に、あるいは人々の生活の中にこれをどうやって伝達していくかが課題なのです。そのことが一つです。

それと、私たちが神様に仕えるということは、この地球上に神の国をつくっていくことであると思っています。この宇宙、この地球、この世の中に、神の国を実現していく。それが私たちに与えられている使命であると思っています。

そのために、スピリチュアルケアが用いられることを願っています。

3 教会の使命

イエス様は、悩み苦しむ人のたましいの痛みに目を留め、積極的に関わろうとなさいました。良きサマリア人のたとえも、そのことを表しています。イエス様のまなざしは、スピリチュアルケアを行う者がもつべきまなざしではないかと思います。イエス様は安息日に癒しのわざをなさいました。この世の中にはいろいろな価値観がありますが、イエス様は、どんな価値観、社会的背景をもっている者であっても、痛んでいる人、悩んでいる人に対して、みわざをなそうとされました。イエス様の姿が、私たちの教会の目標です。人々に仕え、人々の痛みに関わっていくという使命を示しているのではないでしょうか。

聖書の御言葉を読ませていただきます。使徒の働き（使徒言行録）六章です。一節から七節までをお読みします。

「そのころ、弟子の数が増えるにつれて、ギリシア語を使うユダヤ人たちから、ヘブル語を使うユダヤ人たちに対して苦情が出た。彼らのうちのやもめたちが、毎日の配給においてなおざりにされていたからである。そこで、十二人は弟子たち全員を呼び集めてこう言った。『私たちが神のことばを後回しにして、食卓のことに仕えるのは良くありません。そこで、兄弟たち。あなたがたの中から、御霊と知恵に満ちた、評判の良い人たちを七人選びなさい。その人たちにこの務めを任せることにして、私たちは祈りと、みことばの奉仕に専念します。』この提案を一同はみな喜んで受け入れた。そして彼らは、信仰と聖霊に満ちた人ステパノ、およびピリポ、プロコロ、ニカノル、ティモン、パルメナ、そしてアンティオキアの改宗者ニコラオを選び、この人たちを使徒たちの前に立たせた。使徒たちは祈って、彼らの上に手を置いた。

こうして、神のことばはますます広まっていき、エルサレムで弟子の数が非常に増えていった。また、祭司たちが大勢、次々と信仰に入った。」

ここはたいへん有名な箇所ですから、皆さん、よくご存じの御言葉だと思います。エルサレムの教会が次第に成長していきました。とても嬉しいことです。けれどもそれに伴って、問題が生じてきました。ギリシア語を使うところで生まれ育ったユダヤ人たちが、エルサレムへ戻って来て、教会に加わりました。その中に「やもめ」がいたということですが、配偶者を失い、おそらく経済的に苦しかった人たちが少なからずいたのでしょう。エルサレムの教会は福祉的な働きもしていたようですが、言葉が十分に伝わらなかったこともあってか、食事の時に、自分たちがなおざりにされていると思ったのです。それを見ていた人たちが、十二弟子に言いました。「あの人たちがなおざりにされている」と。そこで十二弟子たちは、弟子たち全員を集めて、自分たちが食事の世話のために時間をたくさん費やして、御言葉の奉仕を後回しにするのは良くないのではないか、と言ったわけです。初期の教会では、十二弟子が食事のことも世話をしていたようです。教会の人数が増えてきて、そのために、御言葉の奉仕を後回しにするのは好ましいことではないとなったのです。

そこで、十二人の弟子たちは、七人の食事担当の幹事を選ぶことにしました。それが、ステパノ、ピリポ、プロコロ、ニカノル、ティモン、パルメナ、ニコラオです。その人たちはどういう人だったのでしょうか。それは三節に書かれています。「兄弟たち。あなたがたの中から、御霊と知恵に満ちた、評判の良い人たちを七人選びなさい。」

まず重要なのは、七人を選ぶのに、条件があるということです。「御霊（聖霊）に満ちていること」、「知恵に満ちていること」、「評判の良いこと」という三つの条件です。食事の担当だから、だれでもやれるというわけではありません。聖霊に満ち、知恵に満ち、評判の良い人が選ばれたのです。「聖霊に満ちている人」とは、自分の思いや感情で何かをするのでなく、常に神様のみこころを求めて、神様の導きによって動く人のことでしょう。神第一の生き方をする人です。「知恵に満ちている人」とは、具体的な状況を解決するための具体的な知恵をもっている人ということでしょう。神様のことを一生懸命求めながら、この世のことについても精通している人です。は全く疎いという人がときどきいるものです。初期の教会は、様々な課題をしっかりと解決できる知恵のある人を選びました。そして、「評判の良い人」とはどういう人でしょうか。外地から帰って来て、経済的に貧しく、身寄りがなく、寂しさを覚えている年配の人たちの訴えに耳を傾けることのできる人のことでしょう。悩みや悲しみをしっかりと受けとめられる人です。聖霊に満ち、知恵に満ち、人の話をよく聴いて、苦しい立場を理解してくれる人たちが食事担当に選ばれた七人でした。

それでは、十二人の弟子たちはどうしたでしょうか。続けて、「祈りと、みことばの奉仕に専念する」と書いてあります。このようにして初期の教会に、人々のニーズに応える牧会的な働きをする人たちと、御言葉と祈りに専念する人たちが生まれたのです。ここに新たな教会の姿を、私たちは見ることができます。

聖書はそのあとのところに、こう記しています。「こうして、神のことばはますます広まっていき、エルサレムで弟子の数が非常に増えていった。また、祭司たちが大勢、次々と信仰に入った」と。

なぜ祭司たちがたくさん信仰に入ってきたのでしょうか。この人たちがイエス様を十字架にかけたのではなかったでしょうか。どうして今、教会の貧しい交わりに彼らが大勢入ってきたのでしょうか。もちろん聖霊が働いてくださったことがあるでしょう。それだけなのでしょうか。初期の教会には、貧しい人たち、漁師、取税人らが集まり、その交わりが神の愛のわざを実践していました。実際に、貧しい人たちが次々と入ってきても、そこで御言葉が語られ、祈りがなされ、愛のわざがなされているという姿を見て、祭司たちは驚いたのでしょう。なぜあのようなことができるのだろうか、と。祭司たちは、神がそこに働いている現実を見たのではないでしょうか。教会が祈りと御言葉に奉仕することを基本としながら、貧しい人たちのことを引き受けて、支えているのを目撃し、ここにこそ神の愛が働いていると感じて、加わってきたのではないでしょうか。祭司たちはユダヤ人社会の中で、貧しい人たちの群れに入る必要はありませんでした。堅固な社会的地位があり、しっかりとした生活基盤をもっていたからです。それでも、神の愛が生きていることを目の当たりにして、加わってきたのではないでしょうか。

このことは、私たちに教会の一つの姿を見せてくれているように思います。神のみわざが働いているのを見て、人々が感動し、そこに集まってくる、それが本当の教会の姿ではないでしょうか。私たちに必要なのは、祈りと御言葉に養われること、そして、聖霊に満ち、知恵に満ち、人の痛みや悲しみに寄り添える者に私たち自身がなることではないでしょうか。そうなるときに、教会は確かに神を証しし、そして世の中に発信できるようになるでしょう。使徒の働き（使徒言行録）の六章一節から七節の記事は、私たちに新しい教会のモデルを示してくれているように思います。私たちの教会がこうした共同体に成長できるように、私たち自身一人ひとりをそうした者にしていただきたいと願っています。

私のお話はここまでとして、ディスカッションに移りたいと思います。

4　ディスカッション

窪寺　それでは、Pさん、いかがでしょうか。

P　二日間の先生のお話で、クリスチャンとしての、信仰者としての新たな気づきを与えられ、感謝しています。よく理解できました。私は企業に属する者として、長年いろいろな研修を受けてきました。その中で一番心に残っている研修は、セルフ・アウェアネス、自己の気づきのものでした。この研修はいま企業で広まっています。私もその研修で非常に感銘を受けましたが、今回の窪寺先生の研修に参加して、自己の気づきについてあらためて考えさせられました。これまでの一般的な自己の気づきに加えて、新たな気づきを与えられました。

窪寺　ありがとうございます。自己への気づきの大切さですね。自己への気づきの大切さは、企業の中でも言われているというご指摘をありがとうございます。それでは、Qさん、お願いします。

Q　質問なのですが、昨日の話に戻ってしまってもよいでしょうか。

窪寺　はい。

Q　宗教的なケアとスピリチュアルケアの違いということで、若干戸惑いの声があったように思いました。私自身、ある神学校で牧会ケアを学んだときに、相手に求められなくても、牧師のほうから積極的に関わって、ニーズを拾っていくことの大切さを教えていただきました。こちらのほうから「あの、お話をうかがいましょうか」というふうにアプローチする大切さを、先生からも先ほど教えていただきました。私自身も大事にしているところですが、このあたりのことと、スピリチュアルケアの待つ姿勢との兼ね合いを、先生ご自身はどういうふうに調和させておられるのかを教えてください。

窪寺　ご質問をありがとうございます。大切な問題をお尋ねくださり、感謝します。病院にいる患者さんや、教会に来られる人たちの中にも、あまり言葉を発しないで黙っている方がおられます。そのとき、黙っているため、こちらから話しかけることは大切ですが、相手が黙って考えているのを見守り、支えることも大切だと思います。その方が無言のうちに何かを発信しておられることもあります。その沈黙の意味を考える必要があります。こちらからアプローチすることもあります。その人が落ち込んでいれば、私のほうから「何か、お話がありますか」とか、「お話を聴かせていただけますか」とかと言います。あくまでもこちらがその人に仕えていこうという姿勢です。相手の時間、相手の立場、相手のあり方が尊重されることが大切です。

Q　受け皿を用意しておくということですか。

窪寺　はい、そうです。それは、謙遜な積極性みたいなものです。無視するのでなく、それを知らないというのでなくて、関わっていきます。関わるときも、させていただけますか、という感じです。牧師の中にもそういう姿勢を取る方がたくさんおられると思います。それは、スピリチュアルケアの姿勢に似ているような気がします。ですから、スピリチュアルケアと宗教的ケアが対立することは全くないと理解しています。

Q　ありがとうございます。もう一つ、その状況にもよりますが、死を前にして、後悔の念に本人が気づくことがあると思います。それを口にしなくても、葛藤する姿、罪の意識が見られる場合、クリスチャンとして、あるいは牧師として、悔い改めに導くことが大切であると思うのですが、その点はいかがでしょうか。

窪寺　関わり方だと思います。たとえば、昨日少しお話しした、子どもを堕ろさなければならなかった人は、そのことを言いだしづらいようでした。けれども、死を前にしたときに、その問題を解決しないではいられないようでした。そんなとき、こちらがしっかりとその人の話をお聴きします、という姿勢を伝えなければいけません。私のほうがなんか限定的に狭いところで話を進めようとするのは絶対に避けなければならないと思います。

私はこんな人とも出会いました。その人は、世間で言えばどうしようもない人で、あちこちに愛人をつくって、それをよりによって日記に全部細かく記録していました。マニアとも言えるような感じでした。その人が死を前にして、奥さんに日記を全部持って来させて、私に見せてくれました。そして、ベッドの上でそれをすべて破って、こう言うのです。「僕はこういう人間です。こんな人間でも救われるのでしょうか」と。私は、「十字架のイエス・キリストが私たちを救ってくださいます」と答えました。そして、その人はクリスチャンになりました。

こうしたことは、やはりそのときの信頼関係だと思います。この人だったら、自分が話せるという信頼関係ができれば、これまで言えなかったことでも話せるのです。ですから、こちらのキャパシティ（人間的大きさ、人間力）のようなものが非常に重要です。どんな話をされても、簡単には動じないことが大切です。少しドキドキすることはあるにしても、ドンと受けとめることです。否定したり打ち消したりしないで、聴かせてくださいという姿勢が伝わると、その人はたくさん話してくれます。ですから、とにかく耳を傾けることが重要なのです。

こんな人とも出会いました。末期癌で死を前にしたそのお年寄りは戦争で中国へ行ったそうです。その人をお訪ねすると、いつも自慢話していました。ところがあるとき、「先生だけに話したいことがある」と言ったのです。「何ですか」と尋ねると、それは兵隊として中国へ戦争に行ったときのことでした。ある村へ行き、そこを焼き討ちにしたそうです。そのときに家から、おじいちゃんと孫が出て来て、日本兵に、「この孫だけは助けてくれ」と頼んだということです。そして、自分の首を差し出したそうです。その日本兵は日本刀を振りかざして、おじいさんの首をばさっと切り落とし、そのあと、孫を刺し殺したというのです。このことがその患者さんの心をずっと苦しめていたということです。このお話も、やはり信頼関係がなければ聞かせてもらえないことでした。もしも責められたり、非難されたりしたら、その人は一瞬のうちに心を閉じてしまいます。戦場での苦しい体験を話してくださったとき、キリストの福音を受け入れる備えがこの人にはすでにできている、と私は感じました。それで、その人の手を取って、あまり説明をしないで、「祈ってもいいでしょうか」と尋ねました。「はい」という返事があったので、私は祈りました。「神様、どうぞ、あなたがこの方を赦して、あなたの十字架のもとで、あなたの弟子としてください」と。次の日に行ったときには、その患者さんは自分をクリスチャンであると言っていました。洗礼をそのあとで受けられましたが、徐々に徐々に人が変わっていったのです。その日が大きなターニングポイントだったのですね。

こうしたときに牧師の力はとても大きいと思います。少し背中を押してあげたり、軽く手を引いてあげたりするだけで、人は新しい人生を歩み始めるのです。

Q　そのターニングポイントの見極め方、それから、そのときにどう反応するのかというのは、正直なところ、センスのあるなし、得手不得手があるように感じます。今、ステファン先生の牧会ケアの授業のアシスタントをしていて、何人かの神学生の方と一緒に授業に参加していますが、そう思います。窪寺先生は長い経験の中で、そのセンスをどのように磨いてこられたのでしょうか。数を踏むということもあるでしょうが、今ここにいる神学生の人たちにとっても必要なことだと思いますので。

窪寺　そうですね。私がお話ししてよいのですが、大変失礼ながら、橋谷先生にお聞きしてもよいでしょうか。

橋谷　ちょっと意表を突かれた感じです。いま私にとってもそれは課題なのですが、やはり全人格的なところでしょうか。センスを磨くという実存的なことをしっかりさせること、神学的なことをきちんと誠実にやっていくこと、人生経験、そして、過去の振り返りでしょうか。自分の人生の物語（ナラティヴ）をしっかりと解釈することである、と私は理解してます。自分の賜物を冷静に分析して、自分なりの人との関わり方を身につけることが大切であると考えています。それから、教会は牧師一人で牧会しているわけではないので、この人についてはこの長老さんにお願いするとか、この女性についてはこの女性の信徒さんにお願いするとかいうことがあってよいと思います。牧師がすべてを背負うことはありませんし、複数の牧師がいる場合もあるでしょう。

窪寺　重要なお話をありがとうございます。たいへん失礼ですが、ステファン先生はどんなふうにお考えか、お聞きしてもよいでしょうか。ケアの力をどうやって養い育てていったらよいでしょうか。人との関係力みたいなものをどのようにして育てていけばいいでしょうか。

ステファン　橋谷先生のご指摘に、もう少し付け加えると、賜物が一つの要素であるとともに、やはりスキルも必要だと思います。

改革派教会の四国中会で、伝道と牧会に関する教師会に招かれて、お話をしたことがあります。そのとき、牧会者はもう少しテレビの鶴瓶さんのようになってよいのではないかとお話ししました。もちろん牧会者は性格もそれぞれ違います。そのことはよくわかります。でも、鶴瓶さんのような、だれもが関わり合いたくなるような人になれないだろうかと思うのです。英語に、introvert と extrovert という言葉があり、内向的な人、外交的な人という意味で、欧米でもその違いはよく知られています。確かにそうなのですが、訓練されるなかで、勇気を出して、一歩踏み出していかなければ、人との接触の仕方が、うまくならないと思います。

窪寺先生が先ほど、非常に印象的なことを言ってくださいましたが、私の感覚でも、特に三・一一以降、日本の社会の中で、牧師に求められていることが以前と違ってきているように感じます。ＮＰＯや社会福祉団体、病院やホスピスなどで、牧師の協力が求められていると思います。とにかく出かけて行ってみないと、話しかけてみないと、うまく協力できるという確信が生まれてこないでしょう。それしかないでしょう。そして、当たり前のことですが、まず神様との関係です。そこから聖霊のお働きを祈り求めながら、勇気を出して悩み苦しんでいる人たちと関わりをもち、そばに寄り添っていくことだと思います。

窪寺　そうですね。私は、自分の痛みを土台にするのがその一つの方法ではないかと思っています。自分が受けた心の痛みを、他の人の痛みを知る（共感する）力とするということです。非常に頭の良い人、すべて順調だった人は、他の人の気持ちを理解するのが難しいと言われます。ところが、挫折や苦しみに遭った人、人から見下される経験をした人、傷ついた人は、それとは全く異なる反応を示します。人を思いやる感性が違うのです。私たちは自分の苦しみや悲しみの体験を生かしていくことができるのではないでしょうか。

神学者と牧師は違うと思います。神学は頭が良ければできるかもしれません。けれども、どれだけ頭が良くても、牧師はできません。人と関わるからです。「自分は神学者だ」と言って、威張っている人が多いように思います。けれども、そうした人は人と関わることが全然できません。キリスト教は本来、学問のためのものではありません。人の救いのためのものです。ですから私は、牧会者のほうが神様に期待されているのではないかと思っています。牧師さんに、より大きな働きと役割が与えられていると考えています。牧師は品性を問われます。人間ができていなければ、せっかくの福音も伝わりません。それほど大きな期待を、牧師はかけられていると思うのです。

R　質問です。昨日、先生は回心体験について、それから大学に入るまでのお証しをしてくださいましたが、それ以降のお話はやや断片的でした。それで、先生がなぜこうしたことを学び、この世界に開かれていったか、現在の先生を形づくったものは何であったかをお分かちいただけないでしょうか。

窪寺　わかりました。私は昨日申し上げたように、病のために中学一年生の時に留年してしまいました。それで、一年生をもう一度やることになりました。これは非常につらい経験でした。私は転校することにしました。家の近くの学校へ移りましたが、友人たちの多くがそこに通っていました。中学校の校舎はコの字型になっていて、それぞれ一年生、二年生、三年生の教室になっていました。休み時間に校庭で遊んでいて、ベルが鳴ると、各学年の教室へ戻るわけですが、私はそれがつらくて、一度二年生の教室のほうへ向かい、そのあとに一年生の教室へ行きました。私の母は、「二回結核をしたのだから、もう一回患ったら、死ぬかもしれない。とにかく生きていればいいの」と言っていました。貧しい家でしたが、母は私の命を救うために、ストレプトマイシン（結核治療の特効薬）という薬を買ってくれました。それで、私は生き残れたのです。そうして一年遅れて、学校に戻りましたが、「生きていればいい。勉強などできなくてもいい」という母の言葉もあって、本当に勉強をしませんでした。

中学を卒業してから、私は早く手に職をつけるために工業高校の電気科へ行き、そのあとテレビ屋さんになりました。テレビが直ることは嬉しいのですが、私には直す技術がなく、その仕事は私にあまり合わないと感じました。それで、お話ししたように、何とかして大学へ行きたいと思い、一年予備校に通い、大学の教育学部へ進みました。入った大学では、ペスタロッチの教育思想やフロイトの精神分析などを学びました。

そして私は、人の心についてもう少し知りたいと思うようになりました。その時期はちょうど一九六〇年の大学紛争のころでしたが、私はほかの人より五年遅れて大学に入ったこともあって、学園紛争に参加するよりも、とにかく勉強をしたかったのです。そんななか、『古事記』を読む授業を取りました。大きな階段教室に、ほんのわずかな学生が座っていました。先生は、寒い冬の中、オーバーを着て、授業を進めてくれました。薄いテキストでしたが、『古事記』に描かれている人たちがどんなことを求めて人生を送ったかを丁寧に教えてくれました。私は「すごい」と感動さえ覚えました。

それから、一般教養で宗教学を履修しました。宗教学を教えてくれたのは浄土真宗のお坊さんでした。けれどもその先生は教材として創世記を取り上げ、アダムとエバの話をしてくれました。浄土真宗のお坊さんが宗教学で「原罪」の話をしてくれたのです。先生は「この原稿は夕べ書きました」と言って、話してくれましたが、それは私にとって非常に新鮮で、広がりのあるもので、感動しながら聴いていました。

二年生になって、将来のことを考えていました。人間のことや苦難や苦悩に関心があり、心理学を勉強したら少しわかるのではないかと思い、大学院へ行くことを考え始めました。大学院へ無事に入ることができました。そして、臨床心理学を学ぶことにしました。カウンセリングですね。カール・ロジャースを学びました。私がそのころ非常に感動して読んだのがエーリッヒ・フロムの『自由からの逃走』でした。人間はたくさんの自由を与えられているけれども、いざ自分で選択する段になると、責任を取らなければならなくなるので、それが重荷となって、だれかに依存しようとする、と書いてありました。フロムは新フロイト派ですが、戦争という状況を精神分析的に分析することで、そのように解釈しました。精神分析という人間のたましいを分析する手法で社会現象を分析しようとするところに、私は驚いてしまいました。ますます勉強する必要を覚えました。

ちょうどそのころ、私は都立の児童相談所でアルバイトしていました。ある日そこで、そのお母さんと子どもさんに出会いました。お母さんがお子さんを相談室に連れて来て、そのお子さんが座るや否や、すぐバーッと立ち上がって部屋から出て行ってしまいました。お母さんは私に申し訳ないと思ったのでしょう、すぐに追いかけて行って、子どもをつかまえて来て、また座らせました。ところが、お母さんがしゃべろうとすると、お子さんはまたサッと逃げて行ってしまいました。お母さんはもう追いかけて行きませんでした。部屋に残ったのはお母さんと私です。お母さんが「先生、どうして私たちがこういう子どもをもたなきゃならなかったんでしょうね」と言いました。そのお子さんはてんかんをもっていて、自分の決めたことに固執し、なかなか柔軟に物事を考えられませんでした。お母さんに、「どうしてそう思われるのですか」と尋ねると、「この子がいるから、私たちは普通の生活ができないのです」と言われたのです。「もう少しお話をしてくださいますか」と言うと、「買い物に一緒に行くのが大変だったり、親戚の家に行っても、お泊まりができないのです」と。

そのお母さんが「どうして私たちがこういう子どもをもたなきゃならなかったんでしょうね」と言われたことが、私の心に引っかかりました。ちょうどそのころ、カール・ロジャースを勉強していました。ロジャースのカウンセリングではこうするのだ、というテクニカルなことを学んでいました。けれども、そのときのお母さんの質問は「なぜ自分たちがこういう子をもたなければならないのか」ということで、そうしたテクニカルなことではないと思いました。そのことが私の心に引っかかって、神さまがおられるのだったら、なぜこのお母さんはこうした苦しみを背負わなければいけないのか、と思いました。そのことが私にとっては非常に大きな問題でした。

それでこの「なぜ」という問題が解けないと、前へ進めないような気がしました。なぜこのお母さんはそのような人生を生きなければいけないのかという理由を知りたいと思いました。悪の問題です。神がいるなら、なぜ悪があるのだろうか。また、このお子さんはどうやって生きていくのかという基本的な問いもありました。悩んで悩んでたどり着いたのは、答えを知っている人のところへ行って、頭を下げて教えを請うしかないということでした。それは出家をする気分でした。二十九歳の時でしたが、悲壮感をもって神学校へ行くことにしました。神学校へ行ったら、もう今いる大学院には戻れないと思いました。一九六八年でしたが、アメリカのジョージア州のアトランタ市にある神学校へ行く道が開かれました。

アトランタには、貧しいアフリカ系アメリカ人や、ベトナム戦争から帰って来た青年たちがいました。そんなところで、教会とは何か、クリスチャンとは何かということを考えさせられました。ところが、勉強しようにも、英語が全くわかりませんでした。テープレコーダーを教室に持って行って、録音し、部屋に帰って来て、それを聞くのですが、それでも全然わかりません。何回聞いてもわからないのです。それで、教室でノートをよく取っている学生を見つけて、隣に座り、「自分は日本から来て、英語がよくわからないので、授業が終わったらノートを貸してくれないか」と頼んだのです。すると、アメリカの学生さんはとても親切で、貸してくれました。それを見て私は勉強しました。一年もそんなことをやって、神学校を終えることができました。

そのうちに、人の心をもう少し知りたいという思いが出てきて、神学校を修了してすぐに、ヴァージニア州のリッチモンド市立のリッチモンド記念病院で臨床牧会教育、チャプレンになる教育を受けることにしました。そこでは、患者さんのところへ行って、「そうですねえ」と言いながら、お話を聴くのです。実際のところ、そのときも英語をよく聴き取ることができませんでした。「うんうん」と応えますが、あまりよくわからないのです。ところが、そのとき、あることがわかりました。言葉の背後にある意味、メッセージは感じ取るものであるということです。言葉の一つ一つがわからなくても、その人が言おうとしていることを感じ取るのです。それは、先に申し上げた「利く」(sensitivity) に関わるところなのかもしれません。そうした訓練を一年間ここで受けることができました。

神学校へ四年行き、それから一年間臨床牧会教育を受けましたが、もう少し学びをまとめておきたいと思い、ジョージア州にある改革派のコロンビア神学校へ行くことにしました。そこでは、牧会カウンセリングの先生のトーマス・マクディールという人から指導を受けることになりました。ところが、私はそこである事件を起こしてしまいます。

アトランタへもう一回戻りましたが、大きな荷物があって、それを二階の部屋に運ばなければならず、そのために道具が必要でした。それで、神学校の業務員の人のところへそれを借りに行きました。ところが、その人は「うちにはない」と言うのです。私は、その人が使っていたところを見たことがありました。それでも、その人は「ない！」と言い張ります。私は腹を立てて、“You are a liar!”「あなたは嘘つきだ！」と言ったのです。次の日、教務主任から呼び出されました。「君は彼に、『liar』と言ったのか」と言われました。私は事情を説明しました。すると、教務主任が言うには、「liar」は非常に強い言葉だということでした。「それで彼は非常に傷つき、怒っている。なんで君はそんなことを言ったのか」と怒られたのです。その次に学生部長が私を呼び出し、同様のことを言ってきました。そのため私はそこの神学校にいられない状況になってしまいました。

　すぐにマクディール先生のところへ行きました。涙を流しながら事の事情を話しました。すると、先生は私の話を聴いて、「だれでも失敗はするものだ。留学生はアメリカのことがわからないだろうし、君が失敗しても、それは当然だ」と言ってくれたのです。そして「君は目的としていることをすればいい」と言って支えてくれました。マクディール先生の計らいもあって、私は神学校で学びを続けることができました。

　私には父親のイメージが非常に弱かったのですが、マクディール先生から父親イメージを教えられました。何かあったときに、自分を抱えてくれて、味方をしてくれて、支えてくれる。そういうマクディール先生から、私の父親像ができてきたように思います。私にとって父親像と神様のイメージは重なるのですが、どんなに私たちがだめになったときでも、そういう者を掬い上げ、拾い上げてくださるというのが、私の中にある神様のイメージです。神様がどういう存在かということを、この経験を通して教えられたと思っています。

そんなことから、心理学的なニュアンスが色濃くあり、それでもキリスト教が非常に強くある、そして、キリスト教にとどまらず、もう少し門戸を広げて、人々をケアするような学問をしたいというのが、私の中にあるのだろうと思います。よろしいでしょうか。

それでは、先生がたにコメントをいただいて、終わりたいと思います。吉田先生からお願いできるでしょうか。

吉田　今回は二日間にわたって、素晴らしい時を過ごさせていただきました。単に講義をうかがったということよりも、有意義な時を過ごすことができ、感謝の思いでいっぱいです。先ほど全人医療について語ってくださいましたが、全人的な講義を私たちは受けることができました。また、神学生の方々や、ほかの方々にも直接語りかけていただき、一人ひとりが問われた二日間だったと思います。

個人的なお話を少しいたしますと、私が神戸改革派神学校の三年生に編入したときには、牧会学という授業はありませんでした。「牧会は自分で身につけるものだ。自分で盗んで覚えるものだ」ということで、そうした授業はなかったのです。けれども同時に、そういう必要が徐々に言われてきた時代でもあって、当時の校長の牧田先生が、まだ校長になって二年目だったと思いますが、淀川キリスト教病院のホスピスの臨床牧会のコースへ学生たちを実験的に送ってみようと提案してくださいました。それで、三年生の私たち神学生が送り出されました。何にも知らないのに、何の予備知識もないのに、そこへ送り込まれ、大変な二週間を過ごさせていただきました。一緒に行った神学生の中には、落ち込んでしばらく立ち直れない者もいました。説教演習も大変ですが、牧会の現場で自分自身が問われ、自分があたかも牧会者として失格者であるかのようにも感じました。そんななかで、窪寺先生はむしろ慰め主として私たちに接してくださいました。

私自身がそこで一番大きかったことは、末期癌の患者の方々のところに遣わされて、とにかく話をしてきなさい、と言われ、患者さんと一対一で対する時の経験でした。それまでも病の中にいる方々と関わる経験はありましたが、末期癌の方を目の前にして話すのは、生まれて初めてのことでした。そういう方々の前で何も言えない自分を経験しました。まだ二十代で、人間として未熟だったこともありましたが、それ以前に、自分がこれまで学んできたことは何だったのだろうかということを突きつけられました。自分自身が、全く無力だということを、この時ぐらい味わったことはありませんでした。その時から、私自身の中では、神学を学ぶことと、末期癌の方に何を語れるのかということは切り離すことができない事柄として、ずっと自分に問われてきたと思います。

それ以来、私の中に窪寺先生の存在があって、書物、あるいは、いろいろなご講演を通して学ばせていただきましたが、今回こうして、神学生たちに直に伝えてくださって、感謝に堪えません。私たち改革派神学校は、こうした面で弱い神学をしてきてしまったのではないか、どこか違うのではないかという思いが、ずっと私の中にありました。

私はジャン・カルヴァンという宗教改革者について少しずつ学んでいますが、カルヴァンはジュネーヴの教会規則の中で、四つの職制について述べています。牧師、教師、長老、執事です。そしてカルヴァン自身は、彼のアイデンティティーは、牧会者なのです。牧師であって、教師ではありません。『キリスト教綱要』を書くのも、説教するのも、注解書を書くのも、すべて牧会者として行っている仕事なのです。そのことに気づいたときに、こんなに素晴らしい遺産、伝統の中に私たちはいることを理解しました。私たちの改革派神学のすべては牧会のためにあるということです。神学校において牧会という事柄にすべてを集中させていく組み立て方をしないと、私たちは道を間違ってしまい、教会がどこかゆがんでしまうと思うようになりました。

毎年この時期に、外部から先生をお招きして、牧会についていろいろなことを教えていただき、また、ステファン先生や橋谷先生や皆さんに力をいただいて、牧会という事柄がようやく神学校の中でも少しずつ形をなすようになってきたことを感謝しています。窪寺先生には、またぜひお越しいただき、これからも私どものために力をお貸しいただければと願っております。心から感謝いたします。

窪寺　本当にありがとうございます。先生のお話は非常に心に残りました。袴田先生と、ステファン先生からもお願いいたします。

袴田　私は昨年、父を亡くしました。五月に入院して、七月二十日に召されました。入院してから意識はあっても、うなずくくらいで、話すことができませんでした。そうした状況が続くなかで、亡くなる前日まで毎週、浜松へ通いましたが、本当にどうしたらよいのかわかりませんでした。話したがっているのはわかるので、文字盤を買ってきて、やってみようかと思いましたが、それも難しいことでした。話せない状況の中でもスピリチュアルケア的なことはできるだろうと思いましたが、その方法がわからなくて、毎回ただ御言葉を読み、短いメッセージを語って、お祈りをしていました。ほとんど寝ているか、反応があったり、なかったりでしたから。私の妻はどちらかというと宗教的なケアをよくやるほうで、メッセージを力強く語って、それはそれで感謝なことでした。父は何回か教会に行き、亡くなる年のイースターの礼拝にも出席しましたし、牧師先生も行ってくださったので、私は希望をもっています。

今回、いろいろな状況にある人たちに対して、スピリチュアルケアが、そのマインドをもってなされることが、牧会者に求められることを、あらためて感じました。吉田校長が言われたように、私の神学生時代も、牧会学の授業がなくて、実践神学といえば説教一本でした。そういう時代でした。今でも説教は中心だと思いますが、今回のような学びを、これから神学校でどうやって具体的に展開していったらよいかということを、課題として感じているところです。本当にありがとうございました。

窪寺　どうもありがとうございます。それでは、ステファン先生、いかがでしょうか。

ステファン　貴重なご講演で、いろいろ学ばせていただき、心から感謝しています。先生との出会いが私の人生においても非常に大きなことであると思っています。これからもよろしくお願いします。

二日間にわたってお話を聴かせていただくなかで、いろいろなことを思いました。スピリチュアルケアという領域と、宗教的ケアという領域との間には違う点があるのは確かですし、それも当然のことですが、共通点もたくさんあるように思います。宗教的ケアといっても、プロテスタント教会の中には牧会ケアという分野があります。これは、ヨーロッパ、アメリカ、南アフリカでは定着して五十年ほどが経ちますが、日本ではまだなかなか定着していないようです。おそらくこれからなのでしょう。そうしたなかで、少しだけ触れたいことがいくつかあります。

宗教的ケアは、救いを中心として伝道を行うことである、と窪寺先生が指摘されましたが、確かにそのとおりです。ただそれだけではない、と私は考えています。伝道とは何かという定義も丁寧にしないと、対話ができなくなるおそれがあります。これからの話し合いで、しっかりと定義をしていきたいと思います。私は今、牧会学と牧会ケアという科目を担当していますが、スピリチュアルケアの領域と共通するところがあります。たとえば先生は昨日、慰めの神学と寄り添い神学について語られましたが、牧会ケアはこれらとイコールのものです。牧師を養成するためにこの神学校がありますが、牧会者の中心的な働きと務めは、群れを牧会することです。その牧師の養成のために、牧会学があるのです。それは牧会ケアの領域があるということです。お話のあった、寄り添うこと、関心をもって気を配ること、思いやりを表すこと、これも実は牧師の主な役割です。もちろん説教は礼拝の中心であることは間違いありません。けれども言葉を語るとは、説教だけでなく、平日において他のいろいろなかたちで具現化していくことでもあります。受肉されていくわけです。けれども、基本的は寄り添うの姿勢、傾聴の大切さ、生きる意味や苦難の意義を一緒に探っていく作業は、牧会ケアの中心にあることです。ですから、スピリチュアルケアとの関連が深いと思います。

そして、相手の実存的な悩み、背負っている課題や議論を重んじて共有すること、そこから生まれる三位一体の神様の愛、慰め、励まし、いつくしみ、あわれみ、誠実さ、また、先生を拾い上げてくださった神様の姿を、私たちが共有して、現すのが、私たちの牧会と、そのわざであるということです。

先生が使徒言行録（使徒の働き）六章のとても印象深い説き明かしをしてくださいました。本当にそのとおりだなあと思いました。私たちの各個教会の文脈、あるいは伝統の中で言うと、ディアコニアの働き、愛のわざです。三・一一以降、非常に重要視され、牧会ケア、牧会学の領域の中でも関連づけられています。歴史を通じて、初代からの教会の働きを考えると、特に欧米の有名な神学者、牧会神学者が、おもに四つのことを指摘していることがわかります。それは、和解、慰め、癒し、導きです。この四つは牧会者の基本的なわざであると言うことができるでしょう。

とにかく、今回は先生のお話を興味深く聞かせていただいて、感謝しております。これからも先生のもとで研修を重ね、それをこの神学校でも取り入れようと思います。

窪寺　はい。本当にありがとうございます。こうして皆さんと一緒に勉強できたことを、嬉しく思っております。神学生の皆さんが良い牧師さんになられるように祈っています。

本当にありがとうございました。

講演とディスカッションを振り返って

五回の講演の後、ディスカッションの時をもちました。講演を聞いての感想や内容の質問や、ご本人の意見などを自由に発言できる場をもちたいと思ったからです。自由に率直に自分の気持ちを表現して、それを参加者と共有しながら、自分の信仰や悩み、疑問、神学を点検しながら、自分の信仰を深める機会になったと思います。

私が意図したことは、自由に考え、納得できる信仰をもつことでした。そのために率直な意見を聞きたいと思いました。自分の生かされている場で今一番悩んでいることや疑問に思っていることを、参加者と共有する貴重な機会になると考えました。その思いに応えて、講演内容についての疑問や意見を素直に投げかけてくださいました。それも直球で投げかけてくださったことに心からの尊敬をもったことです。そうすることによって本音で対話することができたという印象を与えられました。

私は自分がきわめて保守的なキリスト教信仰をもっていると思っていますが、参加した神学生から、それに対しても疑問が投げかけられました。それで私自身、保守的信仰とは何か、自分の信仰の背景にあるものを再検討する機会となりました。どのような信仰をもつことが神様に喜んでいただけるのか、そして、ケアする側の信仰をしっかりもちながら相手への開放性や柔軟性についても考える機会となりました。

読んでくださった方がおわかりのように、いくつかのテーマがありました。キリスト教会とは何か、宣教とは何か、牧師の役割とは何かという非常に基本的テーマが扱われました。また、福音の伝え方、牧師のアイデンティティーの問題、ケアの仕方、寄り添い型ケアと問題解決型ケア、聴くことの大切さ、宗教的ケアとスピリチュアルケアの違い、キリスト教と文化的背景など、広い問題が対話の中で扱われました。一つ一つに正解があるわけではなく、お互いを信頼し尊敬の念をもって議論できたことに、私は大きな喜びを覚えました。

スピリチュアルケアが医療で大切であると言われた背景には、既存の治療中心の医療への疑問がありました。治療の継続が苦痛を増すことになるならば、病気の治療を控えて、病気を抱えている人自身に寄り添って支えることはできないかと考えたのがホスピスや緩和医療であり、そこにスピリチュアルケアが位置づけられています。ホスピスは医療のあり方を変えつつあります。それと同じようにスピリチュアルな発想は、目の前にいる病む人、苦しむ人に寄り添いながら、その人に必要な慰めや励ましを考えることを優先します。表現を変えれば、目の前にいる苦しむ人に仕えるための教会、説教、神学を大事にするのです。そのために目の前の人の痛みや苦しみをまず聴かせていただき、求めているものを知ってから、適切に愛をもって福音を伝える立場を大切にするのです。

私は、病む人や苦しむ人に仕えるというわざは、日々出会う人たちに誠実に向き合い、相手の立場を理解して伝えることだと思っています。それが、主イエス様の求めておられることだと、私自身教えられています。ディスカッションという機会をもたせてくださった神戸改革派神学校のご配慮に心からの感謝を申し上げます。

＊聖書 新改訳2017©2017 新日本聖書刊行会

スピリチュアルケアと教会

2021年1月31日 発行

著 者 窪寺俊之

印刷製本 日本ハイコム株式会社

発 行 いのちのことば社

〒164-0001 東京都中野区中野2-1-5
電話 03-5341-6922（編集）
03-5341-6920（営業）
FAX03-5341-6921
e-mail:support@wlpm.or.jp
http://www.wlpm.or.jp/

ISBN 978-4-264-04242-6

藤井理恵著

わたしをいきる

「こんなはずじゃなかったのに……」自分の思い描いたようにはいかない「人生」。でも、握りしめていたものを手放したとき、その空っぽの手に新しいものが注がれる——。病院チャプレンとして、病み、また死に臨んでいる方々と時と場を共有してきた著者が、伝えてきたことを短い文でまとめた絵本。

定価一、二〇〇円＋税

鍋谷まこと・藤井美和・柏木道子 編

輝く子どものいのち　こどものホスピス・癒しと希望

日本で、そしてアジアで初めて大阪で設立された「こどもホスピス」。そこを癒しと希望にあふれた場にするため、多くの人々の努力が積み上げられてきた。いのちを懸命に生き抜いた子どもたちとその家族、それを支える人たちの言葉から、いのちの尊さと、愛し愛されることの大切さを考える。

定価一、八〇〇円＋税

（重刷の際、価格を改めることがあります。）